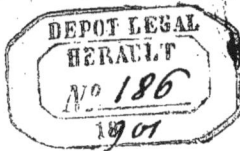

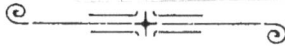

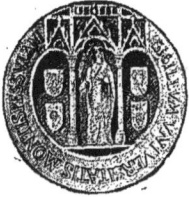

Observations Cliniques

DE

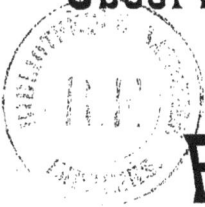

Fièvre Typhoïde

(Épidémie de Nîmes 1900)

MONTPELLIER
IMPRIMERIE CENTRALE DU MIDI
HAMELIN FRÈRES
1901

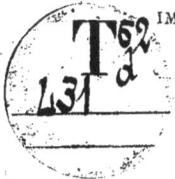

OBSERVATIONS CLINIQUES

DE

FIÈVRE TYPHOÏDE

(Épidémie de Nimes 1900)

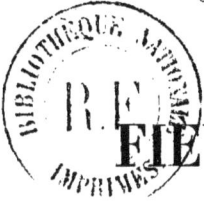

OBSERVATIONS CLINIQUES

DE

FIÈVRE TYPHOÏDE

(Épidémie de Nimes 1900)

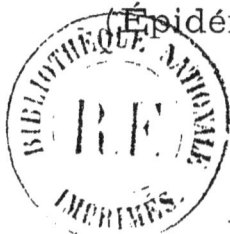

PAR

R. DEVÈZE

Docteur en médecine

EX-INTERNE DES HÔPITAUX DE NIMES (CONCOURS 1899)

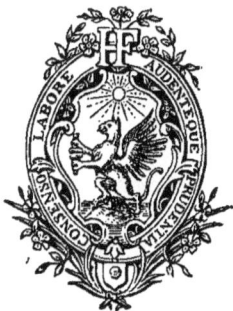

MONTPELLIER
IMPRIMERIE CENTRALE DU MIDI
(Hamelin Frères)

—

1901

A MES PARENTS

R. DEVÈZE.

AVANT-PROPOS

Au moment d'entreprendre la rédaction de notre thèse, nous suivons, avec plaisir, une sage et vieille coutume en exprimant ici les sentiments affectueux que nous gardons pour tous ceux qui furent nos maîtres ou nos compagnons d'étude.

C'est pour nous un agréable devoir de témoigner tout d'abord à notre oncle, le pasteur Vier, qui nous donna les premières leçons, toute notre reconnaissance et notre grande affection.

Nos remerciements vont ensuite aux professeurs dont l'enseignement nous fut profitable, et surtout à ceux qui nous initièrent à la belle profession médicale, à tous les maîtres de la Faculté de Montpellier. Nous remercions particulièrement M. le professeur Ducamp des précieux conseils qu'il nous a si aimablement donnés à l'occasion de notre thèse et de l'honneur qu'il nous fait en acceptant d'en présider la soutenance.

Depuis deux ans interne à l'Hôtel-Dieu de Nimes, nous

allons emporter de ce vieil hôpital de bien utiles leçons et de bien agréables souvenirs.

Aussi remercions-nous vivement de leurs bons conseils MM. les chefs de service Reboul, Gauch, Lafon et de Parades, MM. les docteurs Guichard et Crouzet. M. le médecin principal Dubujadoux a particulièrement droit à notre reconnaissance. Il nous a aidé dans le choix de notre thèse et nous en a fourni les observations ; il nous a beaucoup instruit ; mais il a fait bien plus encore en nous donnant l'exemple réconfortant du devoir pleinement et joyeusement accompli. Qu'il nous permette de lui marquer ici notre grande admiration.

Nous adressons enfin un bon souvenir à tous nos collègues d'internat, compagnons d'heures joyeuses, et à nos aimables collaboratrices de travail, les sœurs hospitalières, dont nous avons pu apprécier le dévouement au cours de cette épidémie de fièvre typhoïde que nous allons décrire brièvement.

OBSERVATIONS CLINIQUES

DE

FIÈVRE TYPHOÏDE

(Épidémie de Nimes 1900)

~~~~~~

CONSIDÉRATIONS GÉNÉRALES SUR L'ÉPIDÉMIE

Durant le second semestre de l'année 1900, une épidémie de fièvre typhoïde sévit à Nimes, dans le milieu militaire, encombrant l'Hôtel-Dieu de 158 soldats ; 4 sont hospitalisés en juillet et 6 en août : l'épidémie se préparait alors. Elle éclate en septembre avec 32 cas et atteint son acmée en octobre ; dans ce seul mois, 107 malades entrent à l'hôpital, dont 15 dans la journée du 16 octobre, et, comme pour marquer que l'épidémie était alors dans toute sa force, 3 de ces 15 malades sont morts. L'épidémie décroît brusquement avec le mois de novembre qui n'a que 10 cas, et cesse en décembre après 3 cas.

Ces 158 malades se répartissent ainsi :

7 cas au 40ᵉ régiment d'infanterie.

13 cas au 19ᵉ régiment d'artillerie.

141 cas au 38ᵉ régiment d'artillerie.

L'épidémie a donc frappé particulièrement le 38e régiment d'artillerie, laissant presque indemnes les deux autres régiments casernés à Nimes.

Dans ce 38e régiment, la 2e et la 6e batterie ont été les plus éprouvées, la 2e surtout, avec 59 cas, c'est-à-dire avec le tiers de son effectif de guerre. Ces batteries avaient été, en effet, doublées par des recrues venues de divers points du territoire en vue de l'expédition de Chine.

Cette dernière considération est importante au point de vue de l'étiologie de l'épidémie. Celle-ci est restée assez obscure, mais il semble qu'on doive incriminer, avant toute cause hydrique, l'état de réceptivité de ces hommes, brusquement amenés à Nimes et soumis aux fatigues et aux excès qui précèdent le départ d'une expédition.

Comme évolution, l'épidémie de 1900 a présenté une dizaine de cas à débuts brusques, avec frissons, fièvre subite et céphalalgie, 3 cas à début retardé, 2 cas de rechute et de nombreuses recrudescences, qui ont prolongé beaucoup de cas, nécessitant un nombre plus considérable de bains ; nous avons remarqué en général une recrudescence après chaque série de 80 à 100 bains et, dans nombre de cas, ce chiffre étant atteint, des taches rosées nouvelles et l'aggravation des symptômes sont venus confirmer la recrudescence.

Parmi les symptômes, l'épistaxis a souvent manqué. La céphalalgie, d'abord intense, était en général calmée par les premiers bains. La courbature générale était légère, mais les douleurs à la nuque constantes ; sauf dans les cas graves, les forces étaient en général suffisantes pour que les malades aillent au bain tous seuls. La langue était humides, sauf dans les périodes de suspension des bains, tantôt large, étalée, limoneuse, tantôt villeuse avec des palpilles très rouges. Le ballonnement du ventre, le gargouillement dans la fosse iliaque droite et les taches rosées se sont montrés constants. Dans 3 ou 4 cas seulement des vomissements fugaces ont apparu. La diarrhée était classique, sauf dans quelques cas de constipation. Le système nerveux semblait peu touché : 3 malades seulement eurent du délire en dehors des cas mortels. En dehors de ces cas également le cœur est resté indemne. Les signes pulmonaires étaient remarquablement faibles; peu de bronchites typhiques, peu de congestions hypostatiques. Pas de pleurésie.

Pour marquer l'importance de l'épidémie nous dirons qu'on a donné, en dehors des cas mortels, 11.364 bains, c'est-à-dire en moyenne 92 bains par malade guéri, ce qui revient à 18 jours de bains pour chacun de ces malades. Si nous classons ces cas en cas légers (jusqu'à 50 bains), cas moyens (de 50 à 90 bains), cas graves (au-dessus de 90 bains), nous aurons 27 pour 100 de cas légers, 35 pour 100 de cas moyens, et 38 pour 100 de cas graves. Malgré cette proportion élevée de cas graves, il n'y a eu que 4,49 pour 100 de morts.

Ce beau résultat nous paraît dû, en dehors de la surveillance et du dévouement constants dont nous avons fait ailleurs un trop faible éloge, à la méthode de Brand systématiquement et rigoureusement appliquée. Dès son entrée, avant même que le diagnostic soit pleinement confirmé, tout malade dont la température rectale atteignait 38°5, prenait un bain de dix minutes à 18°. Toutes les trois heures, la température était prise et le malade avait ainsi un maximum de 8 bains par jour. En plus des bains, le traitement comprenait une potion tonique avec quinquina, cannelle et sirop d'écorces, et un gargarisme à l'eau chloroformée. Comme alimentation : bouillon, lait, vin de Banyuls, tisanes abondantes. On interrompait naturellement les bains et on modifiait la médication suivant les indications. C'est ainsi qu'un malade, dont les urines n'étaient pas assez abondantes, recevait par jour 1 litre et plus de sérum artificiel en petits lavements qu'il devait garder ; ce moyen nous a paru très favorable pour provoquer une diurèse plus abondante.

L'alimentation commençait avec l'apyrexie franche par un œuf à la coque ; on donnait le pain 8 cu 10 jours après.

Nous voici maintenant arrivé au véritable sujet de cette thèse, c'est-à dire aux complications de l'épidémie. Il nous a paru intéressant de grouper ces diverses complications en chapitres, suivant leurs ressemblances.

Nous ne voulons pas faire œuvre de bibliographie, mais donner seulement la relation d'une épidémie en laissant de côté les cas banals et décrivant avec le plus de détails les diverses particularités, seules intéressantes.

Nous avons dû pour cela décrire ou résumer 83 observations : nous trouverons dans ce chiffre l'excuse de la trop grande brièveté du commentaire qui suit chaque chapitre.

Sur les feuilles d'observation, la courbe thermique passait par les huit points correspondant aux 8 températures quotidiennes. Nous avions, en outre, dressé une deuxième courbe passant par de nouveaux points établis en faisant la moyenne des 8 températures. Dans cette thèse, à défaut de courbe, nous donnerons la température de sept heures du matin, celle du soir quatre heures et cette moyenne des températures, les deux premières températures pour nous conformer à l'usage, et la troisième parce que nous la considérons comme plus exacte et plus régulière. Voici comment nous avons divisé notre travail :

CHAPITRE I

CAS MORTELS

OBSERVATION I

A... (Pierre), vingt-trois ans, servant à la 10ᵐᵉ batterie du 38ᵐᵉ d'artillerie, entre à l'hôpital le 17 septembre.

Il ressent depuis trois jours de la courbature et de la céphalée. Il a perdu l'appétit et le sommeil. Pas d'épistaxis. Pas de diarrhée, mais plutôt légère constipation.

Le jour de sa rentrée la langue est saburrale, le ventre légèrement ballonné et douloureux, sans taches ni gargouillement. Le pouls est à 104, la température à 40°6 (4 h.). On donne six bains froids et le traitement ordinaire.

Le 18 septembre. — T. : matin, 39°8 ; soir, 40°3. T. : moyenne, 40°3. Pouls, 100. Le malade est abattu. Il a le ventre toujours ballonné, quoique moins douloureux, la langue toujours saburrale. Il n'y a pas de selle dans la journée.

Le 19. — T. : matin, 39°7 ; soir, 40°6. T. : moyenne, 40°3. Pouls, 108. Le ventre est moins tendu, le malade ayant eu plusieurs selles. La langue, moins sale, à les bords très rouges.

Le 20 — T. : matin, 40° ; soir, 40°6. T. : moyenne, 40°2. Pouls, 100. Le malade n'a pas du tout dormi. Il a ce matin la face très rouge tournant au violet. La langue est humide, épaisse, gardant l'empreinte des dents. Malgré deux selles diarrhéiques le ventre se ballonne et devient douloureux le soir. Cette douleur est suffisante pour arrêter les bains (au vingt-sizième) et nécessiter une vessie de glace

Le malade présente quelques ronchus disséminés. Son état général n'est pas mauvais et il émet 4 litres d'urine.

Le 21.— T. : matin, 39°7 ; soir, 40°2. T. : moyenne, 40°1. Pouls, 104. La figure est toujours rouge, avec dilatation des temporales. Le ventre, ballonné, devient encore plus douloureux. Il y a du gargouillement, mais pas de taches. Pas de selles. Demi-litre d'urine. Toux et ronchus persistants.

Le 22. — T. : matin, 39°9 ; soir, 40°5. T. : moyenne, 40°2. Pouls, 98. Légère amélioration. Le malade a la face moins rouge, le ventre moins sensible. Il urine 1 litre et a deux selles liquides.

Le 23.— T. : matin, 39°6 ; soir, 40°1. T. : moyenne, 40°. Pouls, 104. L'amélioration générale se maintient et les ronchus ont totalement disparu. Mais il y a de la stupeur et de la surdité.

Le 24.— T. : matin, 39°8 ; soir, 40°7. T. : moyenne, 40°1. Pouls, 100. Le malade urine 3 litres et demi. Il a un vomissement.

Le 25.— T. : matin, 40° ; soir, 40°3. T. : moyenne, 40°1. Pouls, 100, dicrote. On commence les lavements de sérum artificiel, les urines diminuant et tombant à 1 litre et demi. Il y a deux vomissements. Le malade est toujours sourd.

Le 26.— T. : matin, 39°4 ; soir, 40°5. T. : moyenne, 40°2. Pouls, 100. Les urines remontent à 3 litres. La diarrhée est assez abondante. Le visage très amaigri du malade reste toujours coloré. Sur le pilier antérieur gauche du palais apparaît une petite ulcération circulaire.

Le 27.— T. : matin, 39°6 ; soir, 40°7. T. : moyenne, 40°4. Pouls, 104. État stationnaire, mais le facies tend à se colorer davantage. Urine 1 litre et demi.

Le 28. — T. : matin, 39°9 ; soir, 40°8. T. : moyenne, 40°4. Pouls, 104. Les taches rosées apparaissent (quatorzième jour de la maladie). Le ventre étant indolore on cesse la glace et l'on commence 8 lotions par jour. Il n'y a plus rien dans la gorge ni au thorax. 3 litres d'urine.

Le 29.— T. : matin, 39°7 ; soir, 40°6. T. : moyenne, 40°1. Pouls, 104. Subitement les râles reparaissent dans les deux poumons, nécessitant l'application de ventouses. Il y a trois selles ; 2 litres et demi d'urine.

Le 30.— T. : matin, 40°1 ; soir, 40°6. T. : moyenne, 42°2. Pouls, 112. En même temps que les taches s'accentuent paraît sur le pilier gauche une nouvelle ulcération. Les râles augmentent. Le ventre se ballonne. Le malade ne dort plus du tout et va sous lui.

Le 1er octobre. — T. : matin, 38°9 ; soir, 41°. T. : moyenne, 42°2.

Pouls, 120. Le malade urine bien, 2 litres et demi, avec son sérum. Mais les symptômes généraux sont toujours graves et la face palit. On commence la caféine.

Le 2. — T. : matin, 40°1 ; soir, 40°8. T. : moyenne, 40°4. Pouls, 120.

La stupeur est considérable : la langue et la bouche se dessèchent, les narines sont pulvérulentes, surdité complète et, le soir, carphologie. Caféine, éther, sérum, on insiste sur les tonicardiaques.

3 octobre. — T. : matin, 39°8 et soir, 40°6 ; t. : moyenne 40°1. P. 112 dicrote.

A la stupeur succède le délire. La face est maintenant très pâle, plaquée de violet ; la langue est rôtie. Cependant les râles ont diminué et il y a quatre litres d'urine.

Le 4 — T. : matin, 40°8 ; soir, 40°6. T. : moyenne, 40°8. Pouls, 122. Même état très grave. Deux vomissements. On continue les lotions, le ventre étant peu douloureux.

Le 5 — T. : matin, 39° ; soir, 39°3. T. : moyenne, 39°1. Pouls, 144. Un délire violent a, toute la nuit, agité le malade ; au matin, il a eu des sueurs abondantes. Les extrémités se refroidissent (injection de spartéine).

Le 6. — T. : matin ; 39°9, soir. T. : soir, 40°3. T. : moyenne, 39°8. Pouls, 120. Mêmes fâcheux symptômes.

Le 7. — T. : matin, 39°9 ; soir, 40°7. T. : moyenne, 40°3. Pouls, 120. Délire calme. Le malade divague, les yeux fermés, immobile.

Le 8.—T. : matin, 39°6 ; soir 39°6. T. : moyenne, 39°8. Pouls, 124. Au délire nocturne succède la stupeur habituelle. Sur la face décharnée, les yeux s'excavent. On peut cependant encore recueillir trois litres d'urine. Une selle par lavement.

Le 9.— T. : matin, 39°1 ; soir ; 39°9. T. : moyenne 39°6. Pouls, 126. Même état général. Le poumon droit est mat dans ses deux tiers inférieurs.

Le 10. — T. : matin, 38°8 ; soir, 40°. T. : moyenne, 39°7. Pouls, 140. L'agonie se prolonge. Dans la bouche desséchée, sur le voile du palais, le muguet apparaît.

Le 11.—T. : matin, 38°9 ; soir, 40°6. T. : moyenne, 40°1. Pouls, 144 Le malade a encore, dans son délire, quelques fugitifs instants de lucidité. La respiration est très accélérée. Il boit moins et urine très peu.

Le 12. — T. : matin, 40°2 ; Pouls, 141. Cœur fœtal.

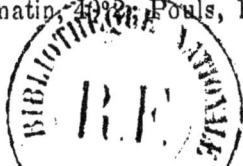

2

Dans la journée, le ventre se tuméfie considérablement, les extrémités se refroidissent et la vie se prolonge jusqu'au lendemain, 13 octobre, deux heures après midi, chez ce malade au pouls impalpable, au facies cadavérique, toujours agité et cherchant.

OBSERVATION II

C. (Émile), âgé de vingt ans, brigadier à la 4ᵉ batterie du 38ᵉ d'artillerie, entre le 16 octobre 1900.

Depuis huit jours il se sent fatigué, le soir surtout, et il perd l'appétit. En outre, il a une ou deux selles diarrhéiques par jour. Ni céphalée, ni insomnie, ni épistaxis.

Le jour de sa rentrée, le malade a 39°6 de température, un pouls à 84. Les pommettes sont rouges, tranchant sur la face pâle, la langue épaisse et saburrale, le pharynx rougeâtre sans ulcérations, le ventre ballonné avec de nombreuses taches rosées. Rien au thorax.

Le 17 octobre. — T. : matin, 38°4 ; soir, 40°3. T. : moyenne 39°2. Pouls, 96.

Les pommettes sont encore plus rouges ; la langue se dessèche au centre, le ventre se tuméfie ; mais il n'est pas douloureux et l'on peut continuer les bains. La stupeur est déjà très marquée.

Le 18. — T. : matin, 39°9, soir ; 40°3. T. : moyenne, 39°9. Pouls, 100.

Mêmes symptômes. Le malade urine et va à la selle convenablement.

Le 19. — T. : matin. 40°3 ; soir, 40°5. T. : moyenne, 40°3. Pouls, 108.

La figure est maintenant rouge violacée, la langue est villeuse, le ventre très ballonné avec des taches très vives. Deux selles liquides. Rien à la gorge et au thorax.

20. — T. : matin, 38° ; soir, 40°5. T. : moyenne, 39°2. Pouls, 112.

Aucune modification notable.

Le 21. — T. : matin, 40°2 ; soir, 40°6. T. : moyenne, 40°3. Pouls, 116.

Facies aussi rouge. Ventre aussi ballonnée. La stupeur augmente.

Le 22. — T. : matin, 40°2. Pouls, 120, très mou.

La face est pâle, plaquée de violet, la langue sèche et le ventre aussi ballonné. Les deux poumons s'encombrent de râles et l'on applique des ventouses.

Pendant cette application le malade, qu'on a assis, est pris de lypothymie. Son pouls devient filiforme et, malgré l'emploi de tous les tonicardiaques, il meurt à deux heures après-midi, ayant pris ses bains jusqu'à la fin, soit un total de 45.

OBSERVATION III

M. (Joseph), âgé de vingt-deux ans, servant à la 6e batterie du 38e d'artillerie, entre le 12 septembre 1900.

Cet homme a, depuis six jours, de la fatigue, de la céphalalgie frontale, de l'inappétence et de l'insomnie, et depuis trois jours de la diarrhée.

13 septembre. — T.: matin, 39°1 ; soir, 40°1. T.: moyenne, 39°6. Pouls, 114. Le malade a dormi avec quelques rêves. Il a la langue saburrale avec des bords rouges. Le pharynx n'est pas douloureux bien qu'on découvre une petite ulcération ovoïde à la base du pilier antérieur gauche du voile du palais. Le ventre est ballonné et peu sensible avec 3 taches rosées (septième jour de la maladie). Il y a 2 selles liquides et 4 litres d'urine. Rien aux poumons.

Le 14. — T.: matin, 39°7 ; soir, 40°6. T.: moyenne 40°2. Pouls, 114. Les rêves et la céphalalgie diminuent. La face est légèrement violacée. Toux légère.

Le 15. — T.: matin, 40° ; soir, 40°4. T.: moyenne 40°4. Pouls, 148. Le pouls est petit, dicrote, sans retour radial ; on prescrit de la glace à la région précordiale et des tonicardiaques. Les pommettes, surtout la gauche, sont très rouges. La langue se sèche. Cependant le malade ne se plaint de rien, il urine 3 litres et demi et a 4 selles.

Le 16. — T.: matin, 40°6 ; soir, 40°6. T.: moyenne 40°4. Pouls, 132. La figure est moins rouge. Le malade somnole légèrement toute la journée. Il urine 5 litres et demi et a une selle. Rien à la gorge et au thorax.

Le 17. — T.: matin, 40°1 ; soir, 40°6. T.: moyenne 40°5. Pouls, 128. Le malade se sent bien, peut s'asseoir. Mais les bruits cardiaques sont ceux du cœur fœtal.

Le 18. — T.: matin, 39°9 ; soir, 40°4. T.: moyenne 40°3. Pouls, 120. Une nouvelle ulcération pharyngée apparaît. Le ventre est moins ballonné, toujours sans taches ; la figure moins rouge.

Le 19. — T. : matin, 40°7 ; soir, 40°6. T. : moyenne 40°3. Pouls, 112 dicrote. Le malade a une demi-stupeur et de la surdité.

Le 20. — T. : matin, 40° ; soir, 40°5. T. : moyenne 40°5. Pouls, 130. L'état général décline. Il n'y a qu'un litre et demi d'urine avec albumine.

Le 21. — T. : matin, 39°7 ; soir, 40°4. T. : moyenne 40°1. Pouls, 128. La langue et les lèvres se sèchent en même temps que le ventre devient plus ballonné et que la congestion hypostatique envahit la base du poumon droit, 1 litre d'urine, 4 selles.

Le 22. — T. : matin, 39°9 ; soir, 40°4. T. : moyenne 40°2. Pouls, 120. La figure est toujours très rouge avec des plaques violettes. La toux est plus fortes : rales disséminés et submatité des deux bases, 3 litres et demi d'urine et 6 selles liquides. On continue le sérum, la caféine, l'éther ; les bains ne sont pas interrompus.

Le 23. — T. : matin, 39°9 ; soir, 40°8. T. : moyenne 39°9. Pouls, 124. Les signes pulmonaires augmentent : le malade a 42 respirations par minute. La stupeur est considérable ; on recueille encore 4 litres d'urine.

Le 24. — T. : matin, 40°1 ; soir, 39°3. T. : moyenne 39°2. Pouls, 128. La face est pâle maintenant, et les pommettes violettes.

Le 25. — T.. matin, 39°2 ; soir, 40°6. Pouls, 120 et 150.

Dès quatre heures du matin le délire s'installe, pour augmenter le soir avec l'élévation du pouls et de la température. Le malade urine encore 6 litres ce jour-là, mais la respiration s'accélère, le pouls est incomptable, et il meurt le 26 septembre au matin, vingtième jour de a maladie, après 102 bains.

OBSERVATION IV

B. (Fernand), servant à la 2ᵉ batterie du 38ᵐᵉ d'artillerie, âgé de vingt-deux ans, entre le 9 octobre 1900.

Le malade tousse depuis huit jours. Il a eu ensuite de la céphalalgie, de l'inappétence et des cauchemars.

Légère constipation. Pas d'épistaxis.

Le 9 octobre. — T. : matin, 38°3 ; soir, 39°9. T. : moyenne 39°1. Pouls, 90. La face est colorée. La langue étalée, à bords rouges. Le ventre légèrement ballonné avec gargouillement et sans taches. Quelques sibilances des deux côtés.

Le 10. — T. : matin, 38°8 ; soir, 40°. T. : moyenne 39°6. Pouls, 96. La diarrhée s'installe.

Le 11. — T. : matin, 39°6 ; soir, 40°2. T. : moyenne 40°1 Pouls, 100. La toux s'est calmée ; le ventre est moins ballonné. Il y a une seule selle. Le malade se sent très bien.

Le 12. — T. : matin, 39°8 ; soir, 40°3. T. : moyenne 40°3. Pouls, 104. La céphalée a disparu. La langue et le ventre ont bon aspect. Mais la face est colorée et il reste quelques râles aux poumons. Pas de selle.

Le 13. — T. : matin, 40°4 ; soir, 40°6. T. : moyenne 40°4. Pouls, 100. Trois ou quatre selles après eau de sedlitz. Quelques cauchemars.

Le 14. — T. : matin, 40° ; soir, 40° 6. T. : moyenne 40°6. Pouls, 100. Le malade a mal dormi et beaucoup rêvé. Les râles augmentent dans les deux poumons.

Le 15. — T. : matin, 40°1 ; soir, 40°5. T. : moyenne 40°2. Pouls, 120. On combat les signes pulmonaires (ventouses).

Le 16. — T. : matin, 40°3 ; soir, 40°6. T. : moyenne 39°7. Pouls, 112. Le faciès se colore beaucoup après les bains ; on remplace ceux-ci par des enveloppements froids.

Le 17. — T. : matin, 39°7 ; soir, 40°5. T. : moyenne 40°2. Pouls, 112. Les pommettes sont très rouges. Il y a trente-six respirations par minute. Le malade urine bien.

Le 18. — T. : matin, 40° ; soir, 40°3. T. : moyenne 40°. Pouls, 120. L'état s'aggrave. Apparition du délire.

Le 19. — T. : matin, 39°1 ; soir, 40°1. T. : moyenne 39°8. Pouls, 126· Après une nuit agitée et sous l'action d'un bain à 25°, le malade est redevenu calme ; ses joues sont moins violettes et sa langue moins sèche. Vers le soir, torpeur intense entremêlée de délire ; le malade va sous lui.

Le 20. — T. : matin, 39°8 ; soir, 40°1. T. : moyenne 40°1. Pouls, 132. L'état s'aggrave : dents fuligineuses, langue sèche, nez pincé.

Le 21. — T. : matin, 40°2 ; soir, 40°. T. : moyenne 39°8. Pouls, 128. Des taches vives apparaissent sur le ventre au vingtième jour de la maladie. Même état grave.

Le 22. — T. : matin, 41° ; soir, 39°2. T. : moyenne 40° 1. Pouls, 160. La face est très pâle, plaquée de violet. Le malade très affaibli ne réagit pas aux tonicardiaques.

Le 23. — T. : matin, 39° 6 ; soir, 39° 6. Pouls, 160. Cœur fœtal. Poumons encombrés de râles. Agonie qui se prolonge jusqu'au lendemain 24 octobre à onze heures et demie du matin.

OBSERVATION V

B. (Léon), conducteur à la 2ᵉ batterie du 38ᵐᵉ d'artillerie, âgé de vingt-trois ans, entre le 16 octobre. Il est malade depuis six ou sept jours avec céphalalgie, coliques, légère diarrhée, rêvasseries et appétit diminué. Pas d'épistaxis.

Le 17 octobre. — T. : matin, 39°4 ; soir, 39°6. T. : moyenne, 39°5. Pouls, 108. La face est colorée, la langue légèrement saburrale, le ventre peu ballonné, sans taches rosées. Deux selles liquides.

Le 18. — T. : matin, 38°8 ; soir, 39°9. T. : moyenne, 39°8. Pouls, 108. La rougeur de la face augmente. Il y a de la somnolence.

Le 19. — T. : matin, 39°7 ; soir, 40°. T. : moyenne, 39°9. Pouls, 112. Diarrhée moindre. Quelques râles pulmonaires.

Le 20. — T. : matin, 39°4 ; soir, 40°3, T. : moyenne, 40°1. Pouls, 112. Les râles disparaissent, mais la céphalée et la somnolence ont augmenté. Il y a de la constipation (eau de Sedlitz).

Le 21. — T. : matin, 38°8 ; soir, 39°8. T. : moyenne, 39°8. Pouls, 116. Apparition de taches rosées au onzième jour. Le malade ne se plaint de rien et reste dans la torpeur.

Le 22. — T. : matin, 39°4 ; soir, 40°3 T. : moyenne, 39°9. Pouls, 112. Le malade tousse (pas de râles), son ventre est ballonné, mais peu sensible. Quatre selles. Urines abondantes.

Le 23. — T. : 39°5 ; soir 40°5. T. : moyenne, 40°2. Pouls, 116. Figure très rouge. Stupeur. Respiration rude.

Le 24. — T. : matin, 40°2 ; soir, 40°2. T. : moyenne, 40°1. Pouls, 116. Vers le soir, la stupeur fait place au délire. Les râles reparaissent dans les deux poumons.

Le 25. — T. : matin, 40°3 ; soir, 40°1. T. : moyenne, 40°. Pouls, 128, mou. La figure est très rouge et le malade très agité. Le pouls faiblit de plus en plus (lavements de sérum artificiel).

Le 26. — T. : matin, 39°6 ; soir, 40°3. T. : moyenne, 40°1. Pouls, 124. La langue se dessèche et le malade baisse. Par crainte de syncope, on arrête les bains au soixante-dixième.

Le 27. — T.: matin, 39°9 ; soir, 40°. T. : moyenne, 39°7. Pouls, 152. Délire la nuit et stupeur profonde le jour. La voix est très faible. Il y a 30 respirations par minute, mais peu de signes pulmonaires. On insiste sur les tonicardiaques.

Le 28. — T.: matin, 38°4. Pouls, 140. Le malade a la face pâle avec des taches violettes, il tient les yeux fermés ; sa langue et ses dents sont fuligineuses. Cœur fœtal et dévoiement.

Le 29. — T.: matin, 37°5 ; soir, 39°7. Pouls, 140. L'agonisant entre dans le coma. Il urine encore abondamment et meurt le lendemain, 30 octobre, à une heure et demie, sans avoir repris connaissance.

OBSERVATION VI

B. (Gaston), âgé de vingt et un ans, canonnier-conducteur à la 12me batterie du 38me d'artillerie, entre le 16 octobre.

La maladie a débuté brusquement, il y a quatre jours, par de la lassitude, une sensation de soif et de la céphalée, une épistaxis le 16 octobre. La langue est blanchâtre, le ventre ballonné ; le malade, constipé au début, a pris une purge à l'infirmerie.

Le 17 octobre. — T.: matin, 38°7 ; soir, 40°4. T.: moyenne, 39°6. Pouls, 112. Le visage est très coloré, la langue un peu sèche au centre, nettement rosée sur les bords et à la pointe. Ventre peu ballonné.

Le 18. — T.: matin, 39°7 ; soir, 39°8. T.: moyenne, 39°6. Pouls, 108. Selles et mictions suffisantes. Céphalée moindre.

Le 19. — T.: matin, 39°3 ; soir, 39°6. T.: moyenne, 39°1. Pouls, 112. Faciès toujours rougeâtre, surtout aux pommettes. Il y a du délire la nuit. En raison du pouls rapide on prescrit les tonicardiaques.

Le 20. — T.: matin, 38°6 ; soir, 39°4. T.: moyenne, 39°2. Pouls, 112. Le malade a déliré encore. Il est agité.

Le 21. — T.: matin, 38°7 ; soir, 39°4. T.: moyenne, 39°3. Pouls, 124. Au délire nocturne succède une profonde stupeur. La face est amaigrie, avec des pommettes rouge-violet, les narines poussiéreuses, la langue sèche, les dents fuligineuses. Ventre peu ballonné, sans taches.

Le 22. — T.: matin, 39° ; soir, 39°4. T.: moyenne, 39°2. Pouls, 112. Même état avec, en plus, paupières mi-closes et carphologie. On remplace les bains par les lotions et l'on fait des injections de sérum.

Le 23. — T.: matin, 40° ; soir, 38°9. T.: moyenne, 39°2, Pouls, 132. Amélioration légère. La stupeur est moindre ; il n'y a pas de carphologie et le malade boit mieux.

Le 24. — T.: matin, 38°8 ; soir, 39°. T.: moyenne, 39°5. Pouls, 120. La langue redevient humide. Le malade est éveillé, l'œil plus vif ; il urine bien et a deux selles sous lui.

Le 25. — T.: matin, 39°5; soir, 40°4. T.: moyenne, 39°7. Pouls, 132. L'amélioration persiste tout le jour et cesse brusquement le soir. Le délire et la carphologie reparaissent. La voix devient très faible ; le pouls arrive à 160 et la mort survient à six heures du matin.

OBSERVATION VII

A... (Bertrand), vingt-quatre ans, conducteur à la 2me batterie du 38me d'artillerie, entre le 20 octobre 1900.

Depuis quatre ou cinq jours, il ressent, la nuit surtout, de la céphalalgie, des douleurs dans la nuque et une fatigue générale. Il a perdu l'appétit, souffre de la soif et a de la diarrhée.

Le 20 octobre. — T.: matin, 39° ; soir, 39°7. T.: moyenne, 39°6 Pouls, 108. Les yeux sont cernés et les pommettes rouges; la langue humide et saburrale, rouge sur les bords ; le ventre ballonné, sensible, sans taches. Rien à la gorge et au thorax. Diarrhée noirâtre avec coliques.

Le 21. — T.: matin, 39°2 ; soir, 40°4. T.: moyenne, 40°2. Pouls, 96. Le malade ne souffre pas. Sa face est légèrement violacée.

Le 22. — T.: matin, 40° ; soir, 40°2. T.: moyenne, 40°1. Pouls, 116. Figure moins colorée ; mais légère tendance au sommeil, ventre ballonné, 1 selle et mictions suffisants.

Le 23. — T.: matin, 39°9; soir, 40°. T.: moyenne, 40°. Pouls, 116. Le facies est meilleur et la langue moins sale. Le ventre reste ballonné, malgré quatre selles.

Le 24. — T.: matin, 39°8 ; soir, 40°1. T.: moyenne 40°. Pouls, 112. Cinq selles liquides avec légères coliques. Un vomissement. quelques taches rosées apparaissent sur le ventre.

Le 25. — T.: matin, 39°8 ; soir, 40°. T.: moyenne, 39°9. Pouls, 128. Le malade pâlit. Ventre moins ballonné.

Le 26. — T.: matin, 39°9; soir, 40°3. T.: moyenne, 40°. Pouls, 120. Le malade est dans la stupeur ; ouïe affaiblie. Quelques râ'es apparaissent aux deux bases.

Le 27. — T.: matin, 39°7 ; soir, 40°1. T.: moyenne, 39°9. Pouls, 120.
La stupeur augmente à mesure que le cœur s'accélère ; on place à la
région précordiale une vessie de glace.

Le 28. — T.: matin, 39°4 ; soir, 39°4. T.: moyenne, 39°8. Pouls, 132.
La face est pâle maintenant, avec des pommettes rouge-violacé, les
yeux injectés, la langue sèche, les dents fuligineuses. Les râles pulmonaires, plus nombreux, prédominent à la base droite. Le pharynx
est rougeâtre et le malade avale difficilement. On insiste sur les toniques du cœur.

Le 29. — T.: matin, 39·7 ; soir, 39°8. T.: moyenne, 39°7. Pouls, 128.
Même stupeur. Sur le pilier droit du voile du palais apparaît une petite
ulcération ; le pharynx est très congestionné.

Le 30. — T.: matin, 39°8 ; soir, 40°4. T.: moyenne, 40°1. Pouls, 132.
Délire calme, narines poussiéreuses, carphologie. Au fond du pharynx rougeâtre existe une ulcération, large comme une pièce de
2 francs. Les bords sont surélevés, son fonds sanieux et suintant. Le
malade ne peut boire. On fait des lavages à l'eau oxygénée.

Le 31. — Le pouls a 160 pulsations, avec cœur fœtal. Facies très
amaigri et pâle avec injection des conjonctives. Bouche et narines
sèches. Du pharynx ulcéré s'écoule un liquide sale. Le malade s'éteint
en collapsus, à une heure de l'après-midi, après quinze jours de
maladie.

Les sept cas mortels de dothiénenterie dont nous venons
de donner les observations, ont évolué de façon identique.
Ces sept malades ont présenté une coloration violacée de la
face accentuée et tenace, tous ont eu un tympanisme abdominal considérable, et tous surtout un pouls très rapide,
s'élevant à 100, 120, 130, alors que la température restait
stationnaire ou baissait. Tous ces malades sont rapidement
tombés en collapsus et sont morts avec le pouls filiforme et
le cœur fœtal. Ils sont morts par le cœur, non par évolution
néfaste d'une typhoïde grave, mais par une localisation de
cette maladie sur leur myocarde, par myocardite.

Sans doute, aucune autopsie n'est venue vérifier cette hypo-
thèse et nous n'avons jamais constaté le tableau complet de

la myocardite : disparition du premier bruit du cœur, souffles, diminution d'impulsion précordiale, pouls irrégulier, tous ces signes ont manqué. Mais cependant nous avons retrouvé chez ces sept malades les caractères du collapsus typhoïdique que Hayem, dans ses leçons, rattache à la myocardite : visage terne avec pommettes violacées, nez froid, paupières mi-closes, voix faible et cassée, pouls filiforme, extrémités froides, engouement pulmonaire final qui produit les congestions hypostatiques.

Nos malades ont uriné abondamment, parfois quatre à cinq litres, jusqu'à la fin ; ils ont eu des selles abondantes ; ils n'ont présenté que des accidents pulmonaires insignifiants ; avant le collapsus final aucun grand appareil, sauf le cœur, n'était donc gravement influencé par le bacille d'Eberth, et c'est pourquoi nous pensons que la mort est survenue par myocardite typhoïdique.

Outre cette complication nous pouvons observer, dans ces sept cas, combien est grave le pronostic de la teinte rouge violacée précoce de la face et du ballonnement abdominal persistant.

Nous avons vu survenir enfin, comme autres signes d'un mauvais pronostic, l'émission involontaire des matières fécales, relâchement du spincter dans le collapsus, le muguet et l'angine ulcéreuse qui hâta la fin d'un de nos malades.

CHAPITRE II

HÉMORRAGIES INTESTINALES

OBSERVATION VIII

A... (Léon), trompette à la 12me batterie du 38me d'artillerie, âgé de vingt-deux ans, entre le 9 octobre 1900.

Dothiénenterie au huitième jour environ avec une langue limoneuse, un ventre ballonné et légèrement sensible, une céphalée et diarrhée légères. Rien à la gorge ni au thorax.

Le 10 octobre. — T. : matin, 39°6 ; soir, 40°3. T. : moyenne, 59°9. Pouls, 100. La céphalée a cessé, mais la diarrhée augmente. Sur le ventre naissent les taches rosées.

La température reste en plateau jusqu'au 15 octobre et la maladie se montre sévère, sans complication. Pouls, 100.

Chute lente à partir du 15 octobre. T. : moyenne, 38°4 le 22 octobre· Ce jour-là recrudescence après le quatre-vingt-dixième bain ; de nouvelles taches se montrent et la température atteint de nouveau 39°9 le 27 au soir. Cette recrudescence dure huit jours, sans complications, et porte le chiffre de bains à 131.

Le 2 novembre — T. : matin, 39°1 ; soir, 38°2. T. : moyenne, 38°7 ; Pouls, 104. Atténuation des symptômes. La convalescence paraît proche.

Le 3. — T. : matin, 39°9 ; soir, 39°. T. moyenne, 34°4. Pouls, 100. Une deuxième recrudescence est venue encore une fois couper la lysis et élever la température. Le même jour on découvre une selle sanglante et le ventre est assez ballonné. Cessation des bains et glace sur le ventre. Vers le soir le malade a une autre selle non hémorragique.

Le 4. — T. : matin, 39° ; soir, 39°3. T. : moyenne, 39°2. Pouls, 100. Le ventre est très peu ballonné. Il y a un peu de sang dans une selle, le soir. Nouvelles taches vives.

Le 5. — T. : matin, 39° ; soir, 38°9 T. : moyenne, 39°2. Pouls, 92. Deux selles sans trace de sang.

Les hémorragies ne se reproduisent plus. L'apyrexie survient le 14 novembre et le malade sort le 4 décembre.

OBSERVATION IX

S.... (Camille), conducteur à la 2me batterie du 38me d'artillerie, âgé de vingt-trois ans, entre le 11 octobre.

Depuis huit jours diarrhée, céphalée nocturne, diminution considérable de l'appétit et du sommeil. Pas d'épistaxis.

Le 12 octobre. — T. : matin, 38° ; soir, 40°. T. : moyenne, 39°5. Pouls, 78. La céphalagie a disparu aux premiers bains et le malade a pu dormir. La langue est villeuse, aux bords rouges, le ventre ballonné, un peu sensible à droite. Rien à la gorge ni au thorax.

C'est une dothiénentérie d'intensité moyenne qui évolue sans complication et paraît vouloir se terminer au dix-neuvième jour, après le quatre-vingt-sixième bain ; la température moyenne est alors de 38°7. On est au 22 octobre.

Le 23. — La température du soir s'élève à 39°4, le pouls passe de 76 à 96 et des taches rosées nouvelles font leur apparition.

Cette recrudescence élève le chiffre des bains à 150 et présente quelques complications.

C'est d'abord, le 30, une douleur brûlante des orteils, sans aucune lésion de ces derniers, douleur qui cesse en deux jours.

Le 2 novembre, avec 38°8 le matin et 38°9 le soir, le malade à deux selles renfermant une notable quantité de sang, le pouls s'élève à 104, le ventre est un peu ballonné et indolore. Traitement approprié.

Le 3. — T. : matin, 38°7 ; soir 39°4. T. : moyenne, 38°5. Pouls, 108. Pas de selle dans la journée.

Le 4. — T. : matin, 37°8 ; soir, 38°1. T. : moyenne, 38°. Pouls, 78. 2 selles ; dans l'une d'elles sont quelques traces de sang noir. Ventre peu ballonné, insensible.

Depuis lors le malade à des selles quotidiennes non hémorragiques et la température suit sa marche descendante progressive pour atteindre le 10 l'apyrexie. Sortie le 10 décembre.

OBSERVATION X

F. (Marius), conducteur à la 2ᵉ batterie du 38ᵉ d'artillerie, âgé de vingt-trois ans. Entre le 15 octobre 1900. Le malade a depuis une dizaine de jours, de la courbature ; son appétit et son sommeil ont beaucoup diminué. Il est plutôt constipé. Pas d'épistaxis.

Le 16 octobre. — T.: matin, 39° ; soir 39°9. T. : moyenne 39°7. Pouls, 84. La face est plutôt pâle que colorée, la langue villeuse. Diarrhée après purgation.

Le 17. — T.: matin, 39°3 ; soir, 39°9. T. : 39°7. Pouls, 66. Sur le ventre peu ballonné apparaît une tache.

Le 18. — T.: matin, 39°3 ; soir, 39°5. T.: moyenne, 39°6. Pouls, 76. Taches nombreuses. Rien à la gorge et au thorax

La typhoïde évolue avec des moyennes de température de 39°7, 39°4, 39°3, 39°6.

Le 23. — T.: matin, 39° ; soir, 39°2. T. : moyenne, 39°5. Pouls, 60. Cette nuit une selle légèrement sanglante.

Le 24. — T. : matin, 39° ; soir, 39°1. T,: moyenne, 39°4. Pouls, 80. Uu peu de sang dans une première selle. Une seconde n'est pas hémorragique. État général excellent.

Le 25. — T.: matin, 39° ; soir, 39°9. T.: moyenne, 39°3, Pouls, 76, 2 selles normales. Sommeil excellent.

Le 26. — T.: matin, 38°9 ; soir, 39°2. T.: moyenne, 39°4. Pouls, 76. Nouvelle selle sanglante vers le soir.

Le 27. — T.: matin, 38°8 ; soir, 39°2. T.: moyenne, 39°3. Pouls, 88.

Un peu de sang a été émis dans la nuit. Dans la journée, il y a eu 8 selles non hémorragiques. Dès lors l'hémorragie ne reparaît plus. la courbe thermique s'abaisse insensiblement, passant par 39°1, 38°8, 38°8, 38°9, 38°8, 38°5, 38°4, 38°5, 38°4, etc., et arrive à l'apyrexie le 12 novembre, après 147 bains. Mais auparavant, d'autres complications sont survenues. Le 30 octobre, des douleurs brûlantes se déclarent dans les orteils des deux pieds, le 2 novembre ces douleurs sont encore très vives ; puis elles s'effacent peu à peu.

Le 4 novembre commencent à naître, sous les aisselles et dans le

dos, une série de furoncles qui s'abcèdent, nécessitent des débride-
ments et laissent des plaies qui gênent la convalescence et guérissent
lentement.

OBSERVATION XI

A. (Charles), vingt-trois ans, conducteur à la 2ᵉ batterie du 38ᵉ
d'artillerie. Entre le 19 octobre 1900.

Arrive au quatrième jour avec de la céphalée, des douleurs à la
nuque, de l'inappétence et de l'insomnie. La langue est saburrale, le
ventre peu ballonné.

Le 21 octobre. — T. : matin, 39°6 ; soir, 40°4. T. : moyenne 40°1.
Pouls, 88.

La diarrhée est légère. Une tache apparaît.

Les jours suivants, de nouvelles et abondantes taches se montrent,
la température se maintient élevée plusieurs jours, puis s'abaisse et
sa moyenne est de 38°8 le 29 octobre.

Le 30. — T. : matin, 39°2; soir, 39°8. T : moyenne, 39°3. Pouls, 128.

Recrudescence de la maladie, qui, les jours précédents, semblait
bénigne. Après le bain de une heure du matin, le malade a eu une
selle copieuse nettement sanglante (sang rouge). Dans la matinée,
nouvelle selle hémorragique. La langue est sèche, le ventre ballonné,
légèrement douloureux. On arrête les bains et l'on prescrit glace,
opium, ergot.

Le 31. — T.: matin, 39°1; soir, 39°1. T. : moyenne 39°3. Pouls,
104, bon. Trois selles non sanglantes. Langue moins sèche, ventre
moins ballonné.

Le 1ᵉʳ novembre. — T. : matin, 3°°; soir, 38°3. T. : moyenne,
38°8. Pouls, 96.

Il y a encore deux selles sans hémorragie. Celle-ci ne se reproduit
du reste plus, et, dès le 5 novembre, le ventre n'étant plus ni ballonné,
ni douloureux, on reprend les bains jusqu'au quatre-vingt-dixième.

Le 2 novembre, un furoncle est incisé dans l'aisselle droite et guérit
très vite.

Du 2 au 8 novembre, le malade souffre de douleurs très vives dans
les orteils.

La convalescence s'affirme bientôt, simplement troublée par une
douleur dans la fesse droite, *sine materiâ.*

Vers le 15 décembre la diarrhée revient, le pouls monte à 104 et une tache rosée peu nette apparaît. Il n'y a pas de fièvre; mais celle-ci ne va pas tarder à survenir, affirmant la rechute.

Le 19 décembre. — T.: matin, 38°6; soir, 39°2. T.: moyenne, 39°3. Pouls, 101, dicrote. La céphalée a reparu. Le malade tousse et présente des sibilances des deux côtés. Taches neuves sur le ventre ballonné; trois selles liquides avec quelques coliques.

Une rechute d'intensité moyenne évolue; les complications pulmonaires s'atténuent bientôt et l'apyrexie définitive arrive le 27 décembre. Sortie le 20 janvier 1901.

La fréquence des complications hémorragiques varie avec chaque épidémie, et Homolle, réunissant plus de 10.000 observations, a trouvé une moyenne de 4,65 pour 100; l'épidémie qui nous occupe a donc été très bénigne à ce point de vue, puisqu'elle présente seulement 2,5 hémorragies pour 100. Disons aussi que ces dernières se sont montrées bénignes, courtes, n'entravant pas la guérison. Elles ont paru se produire, de préférence, au moment d'une recrudescence de la maladie.

CHAPITRE III

COMPLICATIONS PÉRITONÉALES

OBSERVATION XII

L .. (Louis), servant à la 2ᵉ batterie du 38ᵉ d'artillerie, âgé de ving et un ans, entre le 10 décembre 1900.

Début, il y a cinq ou six jours, par courbature, céphalalgie et légère diarrhée.

Le 11 décembre. — T. : matin, 38°9 ; soir, 39°2. T. : moyenne, 39°. Pouls, 88. La langue est saburrale, à bords rouges, le ventre est ballonné avec quelques taches fort douteuses et du gargouillement à à droite. Quatre selles liquides. Ni céphalalgie, ni rêves, ni stupeur.

Le 12. — T. : matin, 38°7 ; soir, 39°1. T. : moyenne, 38°7. Pouls, 80. Deux selles. 1 litre d'urine uratique. Même état général.

Le 13. — T. : matin, 38° ; soir, 38°6. T. : moyenne, 38°6. Pouls, 64. Aucune douleur : la céphalalgie a disparu. Ventre souple.

Le 14. — T. : matin, 38°1 ; soir, 38°7. T. : moyenne, 38°5. Pouls, 76, dicrote. Amélioration très sensible. L'appétit revient.

Le 15. — T. : matin, 38°1. Pouls, 76. Le malade est très bien le matin. Après le bain d'une heure après-midi il ressent une vive douleur mal localisée au bas-ventre, dans la région médiane. En cet endroit l'œil perçoit une légère voussure de la paroi abdominale. Il y a du ténesme et de la rétraction testiculaire avec demi-érection. Cessation immédiate des bains, glace et opium. La température s'élève, le soir, à 40°3, et le pouls à 100.

Le 16. — T. : matin, 39° ; soir, 38°. T. : moyenne 38°3. Pouls, 112, bien plein. Le malade a eu dans la nuit trois vomissements, le dernier bilieux verdâtre, deux selles liquides et un litre d'urine très foncée. La langue est saburrale, le ventre ballonné, tendu, douloureux sans localisation précise ; la douleur est cependant moindre qu'hier. La voix et le facies restent bons, il n'y a pas de hoquet.

Le 17. — T. : matin, 38° 2 ; soir, 38° 5. T. . moyenne 38° 8. Pouls, 100. Le malade a dormi ; il se trouve mieux ce matin. Il n'a plus eu de vomissement et la douleur abdominale est très diminuée. Entre quatre et cinq heures du soir le malade se lève pour aller à la selle, malgré la défense qu'on lui avait faite. Aussitôt les douleurs reparaissent très vives, arrachant des cris au malade. Il y a plusieurs vomissements jaune-verdâtre et la température s'élève à 39° 2. Vers le soir, légère accalmie.

Le 18. — T. : matin, 39° 2 ; soir, 39° 9. T. : moyenne 39° 1. Pouls, 120. Les douleurs ont bien diminué et le malade a pu dormir. Il a eu quelques nausées ; pas de selles. Le ventre est ballonné, surtout au-dessus de l'ombilic.

Le 19. — T. : matin, 38° 6 ; soir, 38° 4. T. ; moyenne 38° 5 Pouls, 104 dicrote. Le ventre est toujours ballonné, mais le malade ne ressent aucune douleur lorsqu'il garde l'immobilité. Il a eu un dernier vomissement hier soir.

Le 20 décembre l'amélioration est bien plus nette et elle s'accentue de jour en jour. Les températures moyennes passent par 38° 4, 38° 1, 37° 5, 37° 2, et arrivent en quatre jours à l'apyrexie. Le ventre reste légèrement ballonné et douloureux à la pression jusqu'au 28 décembre et le malade sort, guéri, le 31 janvier.

Un seul malade sur cent cinquante-huit a donc présenté des complications péritonéales et il a survécu. C'est dire que l'épidémie s'est montrée à ce point de vue très bénigne.

L'ascension thermique et le pouls accéléré du malade, ses vomissements jaune-vert, son ballonnement abdominal rapide, accompagné de si vives douleurs font penser à la péritonite, mais péritonite légère ou très localisée n'ayant produit ni hoquet, ni facies grippé, ni pouls misérable, et ne s'étant accompagnée d'aucune selle sanglante. D'autre part, le ventre étant resté plusieurs jours ballonné et douloureux, alors que la température et le pouls étaient redevenus bons, nous ne croyons pas qu'on doive rattacher ces accidents à du péritonisme. Il semble qu'il y ait bien eu péritonite, mais péritonite par propagation (Thirial, 1863).

CHAPITRE IV

___

ORCHITES TYPHOIDIQUES

___

OBSERVATION XIII

J. (Joseph), brigadier à la 2ᵐᵉ batterie du 38ᵐᵉ d'artillerie, âgé de vingt-deux ans, entre le 19 octobre 1900. Présente, depuis une dizaine de jours, une grande fatigue et, depuis quatre ou cinq jours, de la céphalalgie et de l'anorexie. Gorge sèche, langue saburrale, ventre ballonné avec taches rosées.

Le 20 octobre. — T. : matin, 40°5 ; soir, 40°7. T. : moyenne, 40°4. Pouls, 96. La céphalalgie a cessé dès les premiers bains. Trois selles liquides.

Le 21. — T. : matin, 40°4 ; soir, 40°2. T. : moyenne, 40°5. Pouls, 104. La figure est rouge et les narines sèches. Taches abondantes.

Le 22. — T. : matin, 40°2 ; soir, 40°4. T. : moyenne, 40°1. Pouls, 96. Stupeur légère ce matin, après un peu de délire calme la nuit. Quelques sibilances dans le poumon gauche.

Le 23. — T. : matin, 39°3 ; soir, 39°. T. : moyenne, 39°3. Pouls, 92. Amélioration marquée. Le malade a eu moins de rêves. Il urine bien. Diarrhée légère.

Le 24. — T. : matin, 39°6 ; soir, 39°3. T. : moyenne, 39°7. Pouls, 100. Nuit excellente. La langue est très belle ce matin.

Le 25. — T. : 39° ; soir, 39°6. T. : moyenne, 39°3. Pouls, 84. Les sibilances disparaissent. Bon état général.

Le 26. — T. : matin, 38°8 ; soir, 38°8. T. : moyenne, 38°8. Pouls, 92. Le ventre est maintenant très peu ballonné. Il y a quatre ou cinq selles, dont une légèrement hémorragique le soir.

Le 27. — T. : matin, 38°6 ; soir, 38°8. T. : moyenne, 38°7. Pouls, 104. Trois selles normales. Plus de sibilances. Plus de rêves.

Le 28. — T.: matin, 38°9; soir, 38°3. T.: moyenne, 38°6. Pouls, 96. Amélioration persistante. Pas de selle dans la journée.

Le 29. — T.: matin, 39°4 ; soir, 38°9. T.: moyenne, 38°6. Pouls, 92. Les taches pâlissent et s'effacent.

Le 30. — T.: matin, 38°3 ; soir, 38°6. T.: moyenne, 38°2. Pouls, 88. Le malade a quelques sueurs le matin. Il prend 20 gr. de magnésie calcinée pour combattre la constipation.

Le 31. — T.: matin, 37°5; soir, 37°8, T.: moyenne, 37 9. Pouls, 108. La convalescence paraît proche, mais le malade commence à souffrir des orteils et de la plante des pieds.

1er novembre. — T.: matin, 37°8; soir, 38°. T.: moyenne, 37°8. Pouls, 76. Les orteils sont toujours douloureux ; ils sont chauds, mais ne présentent aucune érosion, aucune ecchymose.

Ces douleurs s'atténuent le 2 novembre et disparaissent le 3. Jusqu'au 9 novembre, le malade va de mieux en mieux et les températures moyennes passent par 37°9, 37°7, 37°6, 37°6, 37°5, 37°5, 37°2.

Le 9. — T.: matin, 39°6 ; soir, 38°9. T.: moyenne, 39°4. Pouls, 108. Dès hier soir, le malade a ressenti du malaise. Ce matin, trentième jour de la maladie, il souffre vivement du testicule droit. Le scrotum n'est ni tuméfié, ni rouge. Le testicule est volumineux, surtout au niveau de l'épididyme; il est douloureux au toucher. Le malade a eu une uréthrite légère il y a six mois.

Le 10. — T.: matin, 37°8; soir, 38°8. T.: moyenne, 38°5. Pouls, 92. L'épididyme est du même volume, mais la glande elle même paraît s'être tuméfiée à son tour. On sent un peu de liquide dans la vaginale.

Le 11. — T.: matin, 39°3 ; soir, 39°4. T.: moyenne, 39°2. Pouls, 104. L'épididyme a augmenté. Il est proportionnellement plus gonflé que le testicule. Le scrotum est légèrement tuméfié et rougeâtre.

Le 12. — T.: matin, 38° ; soir, 38°8. T.: moyenne, 38°4. Pouls, 88. Scrotum moins enflammé. Le testicule diminue.

Le 13. — T.: matin, 37°; soir, 36°8. T.: moyenne, 37°: Pouls, 72. Ouverture d'un petit furoncle dans l'aisselle gauche. Avec l'apyrexie la douleur testiculaire cesse et la glande diminue peu à peu de volume. Seul bientôt l'épididyme reste induré. Le 30 novembre un noyau persiste dans la queue de l'épididyme, il est encore sensible le 8 décembre, à la sortie du malade.

OBSERVATION XIV

G... (Francis), artificier à la 5ᵐᵉ batterie du 38ᵐᵒ d'artillerie, âgé de vingt-deux ans. Entre le 1ᵉʳ novembre 1900. La maladie a débuté brusquement il y a cinq jours par de la courbature et de la céphalalgie. Il n'y a pas eu de perte d'appétit, pas de diarrhée, de rêves, d'épistaxis.

Le 2. — T.: matin, 38°7; soir, 39°4. T. : moyenne, 39°1. Pouls, 88. La figure est rouge, les narines séches et la langue saburrale. Sur le ventre, peu ballonné, se montrent quelques taches rosées. Il y a deux selles liquides.

Le 3. — T.: matin, 38°6; soir 39°. T. : moyenne, 39°1. Pouls, 100. Ventre plus ballonné. Taches neuves.

Le 4. — T.: matin, 38°6 ; soir, 39°3. T. : moyenne, 39°. Pouls, 104. La céphalée a disparu. Rien à la gorge et au thorax.

Le 5. — T. : matin, 37°8; soir, 39°3. T.: moyenne, 38°9. Pouls, 96. L'évolution de la maladie continue, peu sévère.

Le 6. — T.: matin, 38°2; soir, 39°2. T. : moyenne, 38°7. Pouls, 92. Ventre ballonné. Pas de selle (on donne un lavement).

Le 7. — T.: matin, 38°8; soir, 38°6. T. : moyenne, 38°6. Pouls, 80. La constipation persiste (eau de sedlitz).

Le 8. — T.: matin, 38°; soir, 38°9. T. : moyenne, 38°5; Pouls, 76. Une selle liquide. Les taches pâlissent et s'effacent.

Le 9. — T.: matin, 38°2 ; soir, 38°2. T.: moyenne, 38°5. Pouls, 92. Le malade dort bien, sans aucun rêve.

Le 10. — T.: matin, 38°1; soir, 39°8. T.: moyenne, 39°. Pouls 104. Dans la nuit le malade a ressenti une légère douleur dans le testicule droit. Ce matin ce testicule est volumineux, en forme de galet, douloureux à la palpation. La peau du scrotum est rouge. Il n'y a aucun écoulement uréthral et le malade nie énergiquement tout antécédent blennorragique. On est au quinzième jour de la maladie.

Le 11. — T.: matin, 39°; soir, 38°1. T.: moyenne, 38°2. Pouls, 112. Les douleurs testiculaires persistent. L'épididyme grossit relativement plus que la glande elle-même.

Le 12. — T.: matin, 39°; soir, 39°6. T. : moyenne, 39°1. Pouls, 108. Douleurs très vives lorsque le malade fait un mouvement. L'épididyme surtout est gonflé et douloureux au toucher. On prescrit une légère purgation, car le malade est constipé depuis trois jours.

Le 13. — T.: matin, 38°1 ; soir, 38°. T.: moyenne, 38°2. Pouls, 92. Le malade souffre davantage ce matin. Même état des parties.

Le 14. — T.: matin, 37°8; soir, 38°3. T.: moyenne, 38°. Pouls, 84. On sent très nettement dans la tête de l'épididyme un noyau lisse, régulier, très douloureux à la palpation.

Le 15. — T.: matin, 37°8 ; soir, 38°2. T.: moyenne, 37°8. Pouls, 96. Les douleurs ont bien diminué et le scrotum n'est plus rouge.

Le 16. — T.: matin, 37°6 ; soir, 38°. T.: moyenne, 38°1. Pouls, 96. Le malade ressent en urinant une légère sensation de brûlure.

Le 17. — T.: matin, 38° ; soir 38°. T.: moyenne, 37°7. Pouls, 92. Le testicule est indolore, mais les mictions sont toujours douloureuses et l'on fait sortir de l'urèthre, par la pression, quelques gouttes de liquide clair.

Le 18. — T.: matin, 37°6 ; soir, 37°7. T.: moyenne, 37°7. Pouls, 92. Le malade souffre encore légèrement en urinant, mais le suintement uréthral a disparu.

Le 20. — Le malade urine sans douleur. Il ne ressent rien non plus dans les bourses; la tête et la queue de l'épididyme sont encore volumineuses, mais molles et indolores à la pression. Le malade est alors apyrétique, il a de l'appétit et entre en convalescence.

Le 28. — Il y a quelques démangeaisons dans le testicule atteint. Les noyaux ont bien diminué.

Le 7 décembre. — Un noyau encore un peu volumineux, toujours indolore. Sortie, le 18 décembre 1900.

L'orchite typhoïdique est une complication rare; nous l'avons notée, dans cette épidémie, deux fois sur 150 cas, c'est-à dire 1,3 pour 100.

Classiquement, elle survient au déclin de la fièvre typhoïde et même pendant la convalescence. C'est, en effet, ce que nous avons observé dans nos 2 cas ; l'orchite est survenue au trentième jour, dans l'observation XIII, alors que le malade allait entrer en convalescence, et, dans l'observation XIV, au quinzième jour d'une typhoïde légère dont les taches rosées avait pâli et disparaissaient, annonçant le déclin de la fièvre.

Au point de vue symptomatologique nous avons vu le testicule malade devenir subitement gros et douloureux, provoquant par retentissement local la tuméfaction et la rougeur du scrotum, par retentissement général l'élévation de la température et l'accélération du pouls.

Le testicule lui-même a grossi tout d'abord, l'épididyme a suivi, mais ce dernier est devenu relativement plus volumineux, plus induré, et son induration a persisté sous forme de noyaux dans la tête et dans la queue.

Nos deux malades ont nié toute blennorrhagie récente ; le premier n'a eu, pendant l'évolution de son orchite, aucun écoulement uréthral, le second a présenté deux ou trois jours un suintement léger et clair bien différent du pus à gonocoques. Aussi pensons-nous avoir observé deux cas d'orchite typhoïdique, par localisation du bacille d'Eberth sur l'une des glandes testiculaires, et nous rapprocherons ces orchites des ostéopériostites, des parotidites, des angiocholites, des thyroïdites, où Chantemesse et Vidal ont découvert le bacille d'Eberth.

Le pronostic a été bénin. L'affection est restée, dans les deux cas, unilatérale. Elle n'a présenté aucune tendance à la suppuration. Les douleurs ont bien vite cessé et l'induration de l'épididyme a seule persisté assez longtemps. Cette complication ne paraît pas avoir entravé la marche de la typhoïde ni retardé la convalescence.

CHAPITRE V

____

PHLÉBITES TYPHOIDIQUES

____

OBSERVATION XV

M.... (Camille), conducteur à la 2me batterie du 38me d'artillerie, âgé de vingt-deux ans, entre le 23 octobre.

Dothiénentérie légère, arrivant au troisième jour environ, avec de la courbature et de la rachialgie. Pas de céphalée ni de rêves. Diarrhée légère.

L'évolution est bénigne et normale, la température oscillant autour de 39°, bien que le malade prenne ses bains très incomplètement. Le 5 novembre, la température moyenne est de 38°.

Le 6. — T.: matin, 37°5; soir. 40°. T.: moyenne, 38°3. Pouls, 92.

Le malade souffre de la jambe droite, face postérieure. En cette région, sur le trajet de la saphène externe, on remarque un léger gonflement, douloureux à la palpation.

Le 7. — T.: matin, 37°5; soir, 38°9, T.: moyenne, 38°3. Pouls, 108. Le malade souffre moins. Malgré la défense qu'on lui a faite, il remue beaucoup le membre malade. Le gonflement n'a pas augmenté depuis hier.

Le 8. — T.: matin, 36°5; soir, 38°5. T.: moyenne 37°2. Pouls 100. Douleur et gonflement bien moins marqués.

Le 9 novembre commence l'apyrexie franche. Il ne reste plus qu'un léger gonflement en arrière du tibia, à la partie moyenne de la jambe, et un peu d'œdeme de la face dorsale du pied. La douleur est très légère. Cette douleur ne tarde pas à disparaître ; quand au gonflement, il est encore visible le 20 novembre.

Le malade sort guéri le 30 novembre.

OBSERVATION XVI

P.... (Modeste), conducteur à la 2ᵐᵉ batterie du 38ᵐᵒ d'artillerie, âgé de vingt-deux ans, entre le 24 octobre 1900.

Depuis la veille au soir il souffre de céphalalgie, mais n'avait rien de fâcheux les jours précédents; le début paraît brusque. Cependant la face est rouge, la langue saburrale et le ventre ballonné avec des taches rosées. Il y a 40°1 à quatre heures du soir et un pouls à 92. Le malade prend dès son entrée quatre bains froids.

Du 24 au 27 octobre, les températures s'élèvent, et les moyennes marquent 38°8, 39°3, 39°4, 39°9. Pouls à 90. Diarrhée abondante et taches rosées très vives.

Du 27 octobre au 1ᵉʳ novembre, oscillations stationnaires avec forte diarrhée et somnolence.

Le 2 novembre commence la lysis de descente avec des moyennes de 39°5, 39°4, 39°3, 39°1, 39°1, 38°8, et un pouls à 80. La convalescence est prochaine et s'annonce, quand, le 8 novembre, survient une recrudescence.

Le 8 au soir, ascension de la température à 40°.

Le 9. — T. : matin, 38°8; soir, 38°5. T. : moyenne, 39°. Pouls, 84. La langue est un peu sèche. Sur le ventre ballonné, apparaissent des taches neuves.

Cette recrudescence n'amène aucun accident et passe en quatre jours. La moyenne des températures est de 38°4, le 13, veille du jour où apparaît la phlébite.

Le 14. — T. : matin, 38°4; soir, 40°4. T. : moyenne, 39°3. Pouls, 100.

Vers neuf heures du matin survient une douleur très vive, allant du genou au bout du pied droits, sur la face interne. Le malade ne peut marcher et l'on cesse les bains. Le soir, au niveau des parties douloureuses, apparaît une tuméfaction.

Le 15. — T. : matin, 38°4; soir, 38°5. T. : moyenne, 38°5. Pouls, 196.

Le malade a beaucoup souffert dans la nuit. Au matin on trouve un empâtement limité au tiers inférieur de la jambe droite : il n'y a ni rougeur ni chaleur. Au-dessus, la veine paraît perméable.

Le 16. — T. : matin, 37°4 ; soir, 38°8. T. : moyenne, 38°5. Pouls, 72.

La douleur est très légère et le gonflement a beaucoup diminué.

Le 17. — Le malade ne souffre plus de la jambe et l'empâtement est insignifiant. Il atteint en même temps l'apyrexie. Survient alors un abcès qui guérit rapidement, sans incision. Deux jours après, ouverture au bistouri de deux furoncles à l'aine droite. Les plaies qui en résultent sont très longues à se fermer. Guérison définitive le 15 décembre.

La phlébite survient, d'après Murchison, dans 1 pour 100 des cas de dothiénenterie ; nous avons eu dans cette épidémie 1,3 pour 100.

Nos deux observations sont classiques : Élévation brusque de température au moment où s'annonçait la convalescence, accélération du pouls : en même temps, douleur vive et gonflement au niveau de la veine thrombosée. En règle générale, et nos deux cas ne font pas exception, c'est aux membres inférieurs que siège la phlébite.

Chez ces deux malades, la complication s'est montrée légère et n'a guère prolongé ou modifié la marche de l'affection.

CHAPITRE VI

ERYSIPÈLES DANS LA TYPHOIDE

OBSERVATION XVII.

Ch... (Toussaint), conducteur à la 2ᵉ battrrie du 38ᵉ d'artillerie, âgé de vingt-trois ans, entre le 16 octobre.

Le malade présente à son entrée le tableau classique : courbature, langue rouge sur les bords, ventre ballonné, diarrhée, tableau complété deux jours après par l'apparition des taches au septième jour.

C'est une typhoïde légère dont la température s'élève un seul jour, le 19 octobre, à 40°. Les moyennes décroissent bientôt en passant par 39°6, 39°9, 38°7, 38°8, 38°5, 38°2, 38°1, 37°8, 37°7. Pouls à 100.

Le 27. — T.: matin, 37°3 ; soir, 38°. T.: moyenne, 37°7. Pouls, 104. Le malade dort bjen. Il a toujours la langue sale et le ventre ballonné. 6 selles liquides.

Le 28. — T.: matin, 37°5 ; soir, 38°6. T.: moyenne, 38°. Pouls, 108. Le nez est très tuméfié. Il est de plus rouge vineux avec de chaque côté des traînées rouges sur les joues. Le malade ne se plaint que d'une légère céphalalgie. On est au dix-huitième jour de la maladie.

Le 29. — T.: matin, 37°1 ; soir, 37°7. T : moyenne, 37°4. Pouls, 88. L'érysipèle ne fait pas de progès. Aucune douleur.

Le 30. — T.: matin, 37°5 ; soir, 37°5. T.: moyenne, 37°4. Pouls, 96. Le nez n'est plus aussi rouge ni aussi tuméfié.

Le 31 octobre survient l'apyrexie et avec elle la régression rapide de l'érysipèle, qui bientôt disparaît sans avoir influencé la marche de la maladie.

OBSERVATION XVIII

H... (Charles), conducteur à la 2ᵉ batterie du 38ᵉ d'artillerie, âgé de vingt-trois ans, entre le 19 octobre 1900.

Dothiénenterie légère présentant, dès l'arrivée, des taches rosées et dans les premiers jours quelques vertiges. Pour le reste tableau classique. Température oscillant entre 38° et 39° et arrivant deux ou trois fois seulement à 40°.

Au vingtième jour, alors que les sueurs matinales, annoncent la convalescence, la température s'élève de 38°2 le matin à 39°7 le soir et le pouls compte 100.

Sur le nez rouge et tuméfié naît un érysipèle accompagné de quelques douleurs dans les narines et d'une légère céphalalgie.

Le 3 novembre. — T.: matin, 38°7 ; soir, 37°9. T.: moyenne 38°. Pouls 96. L'érysipèle a envahi la lèvre supérieure, les pommettes et le front un peu au-dessus des sourcils. Le malade a néanmoins dormi et sa céphalalgie a disparu. Il a eu une selle molle.

Le 4. — T.: matin, 38°1 ; soir, 37°7. T.: moyenne, 37°6. Pouls, 96. L'érysipèle est partout stationnaire, sauf au niveau du front, envahi en entier. Aucune douleur.

Le 7. — La courbe thermique atteint l'apyrexie, mais l'érysipèle a poursuivi sa marche, et le 6 novembre il avait envahi le cuir chevelu, tout en régressant sur le nez et les joues. Le 7, il est partout arrêté, le nez et les joues ne sont plus tuméfiées et desquament.

Le 10. — Desquamation de tous les points touchés. Sortie du malade le 24 décembre.

L'érysipèle survenant au cours d'une dothiénenterie doit être mis au compte d'infections secondaires surajoutées qui, sous des formes si diverses, viennent souvent l'aggraver. C'est une complication rare ; tantôt elle survient en pleine typhoïde grave et, dans ce cas, l'érysipèle peut être phlegmoneux et de pronostic sombre ; tantôt elle arrive au déclin de la fièvre et son pronostic est bénin. Dans ces derniers cas, qui sont la la règle générale, nous rangerons nos deux observations. Survenus très près de la convalescence, nos deux érysipèles ont, pour deux ou trois jours, relevé la température et accéléré le pouls ; mais ce retentissement général a été de courte durée et bientôt la typhoïde a repris sa marche décroissante pendant que l'érysipèle suivait sa bénigne évolution.

CHAPITRE VII

SUPPURATIONS

OBSERVATION XIX

H... (Auguste), vingt-deux ans, servant à la 10me batterie du 38me d'artillerie, entre le 5 septembre 1900. Typhoïde de moyenne intensité dont les températures décroissent de façon précoce. La maladie dure quinze jours avec 55 bains et le malade garde jusqu'à l'apyrexie quelques sibilances des deux côtés du thorax.

Le 15 septembre, la température moyenne étant descendue à 37°6, deux petits furoncles naissent sur la face dorsale du pied droit. Large incision ; guérison en quatre jours.

OBSERVATION XX

Th... (Albert), servant à la 6me batterie du 38me d'artillerie, âgé de vingt-quatre ans, entre le 14 septembre. Dothiénenterie moyenne ayant débuté, il y a huit jours.par de la céphalée, des cauchemars nocturnes, de l'anorexie et de la diarrhée. Rien aux poumons ni au cœur.

La gorge, présente le 20 septembre, deux petites ulcérations sur les piliers droit et gauche du palais. Pas de gêne de déglutition. A ce moment les taches rosées sont très nombreuses sur le ventre et les flancs. Ces ulcérations sont encore visibles le 22 septembre, mais le 24 elles ont disparu.

Au moment où la température s'abaisse au-dessous de 37°, deux petits abcès naissent sur les faces externes des deuxième et troisième orteils du pied droit. On incise et l'on bourre le décollement à la gaze imprégnée de liqueur de Labarraque. Guérison rapide.

OBSERVATION XXI

C.... (Clodomir), conducteur à la 3ᵐᵉ batterie du 38ᵐᵉ d'artillerie, entre le 16 septembre 1900.

Dothiénenterie légère, durant dix-huit jours, avec cinquante quatre bains. La température reste aux environs de 39°, le pouls ne dépasse pas 88 et l'évolution se fait sans symptôme trop pénible jusqu'à l'apyrexie survenue le 6 octobre.

Le 21 octobre un abcès dentaire est incisé. Guérison rapide.

OBSERVATION XXII

C.... (Alphonse), servant à la 3ᵐᵉ batterie du 38ᵐᵉ d'artillerie, âgé de vingt-trois ans, entre le 20 septembre 1900.

Dothiénenterie moyenne, arrivant au quatrième jour environ avec courbature, céphalalgie, insomnie.

Les températures moyennes sont 38°3, 38°6, 39°, 39°5, 39°5, 39°4, 39°3, 39°, etc., et descendent en une longue lysis. Le pouls oscille entre 80 et 100. Le malade prend quatre-vingt-quatorze bains. Le 7 octobre, au vingt-et-unième jour de la maladie, la température moyenne étant de 38°3 et la convalescence approchant, de petits furoncles naissent dans les aisselles. Ils guérissent tous par incision, sauf un, dans l'aisselle gauche, qui se transforme en petit abcès. Incisé à nouveau, cet abcès est guéri le 23 octobre.

OBSERVATION XXIII

D... (Jules), conducteur à la 6ᵐᵉ batterie du 38ᵐᵉ d'artillerie, entre le 22 septembre 1900.

Début très lent par céphalalgie, diarrhée, épistaxis, typhoïde légère dont les températures atteignent quatre ou cinq fois seulement 40°. Les moyennes ne dépassent pas 39°. Le pouls oscille entre 70 et 80. Le malade prend cinquante-huit bains et entre le 8 octobre en convalescence.

Le 12 octobre. — Ouverture d'un furoncle sur la face externe de la cuisse gauche. Sortie le 26 novembre.

OBSERVATION XXIV

G... (Victor), brigadier à la 12ᵐᵉ batterie du 38ᵐᵉ d'artillerie, âgé de vingt-trois ans, entre le 29 septembre 1900.

Typhoïde de moyenne intensité, ayant débuté il y a deux jours brusquement par des frissons, de la céphalalgie, de l'anorexie. Pouls, 88.

Les moyennes des températures se tiennent à 40° les quatre premiers jours, puis elles décroissent régulièrement et arrivent le 15 octobre à l'apyrexie parfaite.

Le 12 octobre. — T. : matin, 38°1 ; soir, 38°1. T. moyenne : 38°1. Pouls. 84. Le malade prend ce jour-là les deux derniers de ses soixante-dix-huit bains. Deux petits furoncles apparaissent dans l'aisselle droite, ils guérisent après incision.

Le 15. — Nouveau furoncle, celui-ci sur le côté droit du thorax. Guérison complète le 7 novembre.

OBSERVATION XXV

C... (François), vingt-deux ans, conducteur à la 4ᵐᵉ batterie du 19ᵐᵉ d'artillerie, entre le 29 septembre. Les symptômes sont légers : peu de diarrhée, peu de céphalée. Néanmoins, la température reste pendant six ou sept jours au-dessus de 40°. Les moyennes sont de 40°, 40°1, 40°1, 40°3, 40°4, 39°9, 40°, 39°6. Le pouls, à 100 au début, ne tarde pas à descendre à 80 en même temps que les températures s'abaissent.

Le 14 octobre. — T. : matin, 38°3 ; soir, 37°. T. : moyenne, 38°1. Pouls, 80. Le malade éprouve, dans les orteils, une vive douleur comparable à une brûlure. Il n'y a rien d'anormal à ce niveau. Ce jour-là le malade prend son dernier et 96ᵐᵉ bain.

Les douleurs aux orteils disparaissent le lendemain,

La convalescence, commencée le 17 octobre, est marquée par de petits abcès nés dans les creux axillaires le 23 octobre. Guérison après incision, le 31 octobre.

OBSERVATION XXVI

M... (Georges), servant à la 6ᵐᵉ batterie du 38ᵐᵉ d'artillerie, âgé de vingt-trois ans, entre le 30 septembre.

Typhoïde légère dont la température atteint rarement 40°, et dont le pouls ne dépasse pas 88. Elle dure dix-huit jours et nécessite 59 bains.

Le jour de sa rentrée à l'hôpital le malade présente, sous les deux aisselles, de petits abcès tubéreux qui guérissent sans incision.

Le 6 octobre, on ouvre un petit abcès dans le flanc gauche.

Le 8, enfin, on incise deux gros furoncles sur la fesse gauche.

OBSERVATION XXVII

B... (Jean), servant à la 4ᵐᵉ batterie du 19ᵐᵉ d'artillerie, âgé de vingt-trois ans. Entre le 2 octobre. Typhoïde bien classique, de moyenne intensité, avec des températures en plateau dont les moyennes sont 39°9, 39'8, 39°7, 39°8, 39°7, 39°2, 39°2. Le pouls reste entre 80 et 100. On donne 123 bains. Aucune complication en dehors d'un furoncle du creux axillaire gauche, qui guérit vite, et deux petits abcès qui naissent à la face externe de la jambe gauche, dans le commencement de novembre. Ces abcès, une fois ouverts, suppurent assez longtemps, obligeant le malade à garder le lit en pleine convalescence pour attendre la cicatrisation. Guérison le 10 décembre.

OBSERVATION XXVIII

V... (Georges), brigadier à la 3ᵐᵉ batterie du 38ᵐᵉ d'artillerie, âgé de vingt-deux ans, entre le 3 octobre.

Début brusque la veille, par vive céphalalgie. La nuit, il a dormi avec quelques cauchemars; au matin, voulant se lever, il a eu un début de syncope. Il a de la stupeur et un ventre ballonné.

C'est une typhoïde grave, dont les températures, dès le deuxième jour, restent entre 40 et 41 degrés. Elles sont très élevées pendant sept jours, et les moyennes quotidiennes donnent : 40°3, 40°6, 40°7, 40°3, 40°1, 40°, 39°9, 39°7. Pendant huit jours le pouls est à 104, 112 et jusqu'à 120, Un délire assez fort agite le malade, qui veut se lever, commande ses hommes et ordonne la manœuvre.

Les taches rosées se montrent le 8 octobre, au septième jour. Le ventre étant très ballonné, on le recouvre de glace, mais il n'est pas douloureux et l'on continue les bains.

Au 10 octobre commence, pour la température, une lente descente. Le pouls arrive à 100. Le ventre est moins ballonné. C'est une lysis très longue, au cours de laquelle naissent des taches rosées nouvelles, marquant des recrudescences.

A une dizaine de jours de grandes oscillations succède une période de chute thermique régulière et l'apyrexie arrive enfin le 10 novembre, après quarante jours de maladie et une centaine de bains.

Ces derniers ont dû être interrompus le 20 octobre, à la suite de nombreux furoncles survenus dans les aisselles. Ces furoncles, en guêpier, sont incisés séparément et lavés à l'eau oxygénée. Cependant ils ne guérissent pas vite et continuent de suppurer.

Le 27. — On s'aperçoit que dans les deux aisselles, sous les furoncles, s'est fait un décollement, transformant ces derniers en abcès. Section au bistouri des ponts de peau qui séparent les pertuis déjà ouverts, et drains de gaze. Malgré tout, les creux axillaires suppurent longtemps, et ne tarissent que vers le 15 novembre, au moment de l'apyrexie franche. Le malade sort le 4 décembre, amaigri et très affaibli.

OBSERVATION XXIX

M. (François), servant à la 11e batterie du 19e d'artillerie, âgé de vingt-trois ans. Entre le 4 octobre.

Typhoïde sévère dont les températures restent pendant onze jours voisines de 40°, sans aucune oscillation. Le malade arrive, le 18 octobre, à ses quatre-vingt-onze bains.

Le 19. — Au dix-neuvième jour, l'aisselle gauche est douloureuse, et on y découvre deux furoncles.

Le 21. — Quelques autres petits furoncles apparaissent sur le sternum. Ces derniers guérissent très vite, mais ceux de l'aisselle sont plus tenaces.

Le 24. — Il se fait même autour d'eux un décollement qui les transforme, le 31 octobre, en abcès du creux axillaire. Cet abcès, ouvert plus largement, ne tarde pas à guérir, en même temps que survient l'apyrexie.

OBSERVATION XXX

L... (Marcel), agé de vingt-deux ans, sergent au 40ᵐᵒ régiment d'infanterie. Entre le 10 octobre 1900. Typhoï le grave avec des tem-pératures très élevées et très soutenues, dont la moyenne quotidienne est encore 39°7, le 23 octobre, au dix-neuvième jour de la maladie. Ce cas est intéressant par l'abondance des selles; il y en avait une au moins, séreuse, après chaque bain. Il l'est encore par ses complica-tions respiratoires : le malade tousse beaucoup et crache abondam-ment; dans son subdélire, il couvre de crachats tout ce qui l'entoure. couvertures et voisins, et tousse aussi fort qu'il peut : de là, une aphonie et une raucité de la voix qui persiste au cours de la convales-cence. Les signes sthétoscopiques se résument à pas mal de râles disséminés et un peu de submatité (congestion) de la base droite.

Le malade prend 192 bains et arrive le 18 novembre à l'apyrexie. Quelques jours avant, le 11 novembre, la joue gauche étant tuméfiée, on découvre, en examinant la bouche, un dentier que le malade a gardé depuis le début de sa maladie. D'où abcès dentaire gauche qu'une incision au bistouri libère.

OBSERVATION XXXI

C... (Alcide), trompette à la 2ᵐᵉ batterie du 38ᵐᵒ d'artillerie, âgé de 23 ans. Entre le 10 octobre.

Dothienenterie grave restant dix jours en oscillations stationnaires avec des moyennes de températures de 40°1, 40°1, 40°, 40°, 40°4, 40°1, 40°1, 39°9, 39°9, 39°9.

A partir du dix-huitième jour ces températures décroissent en une interminable lysis. Le pouls est à 100. Entre autres symptômes graves, le malade présente d'abord un délire violent s'exacerbant le soir, délire qui cesse avec les fortes élévations thermiques ; plus tard, il tousse énormément et l'on constate des râles sibilants disséminés, plus marqués à gauche. Ces signes persistent quelques jours.

Le 30 octobre, la température moyenne étant à 38·6 et le pouls à 96, le malade ressent dans les orteils de vives douleurs cuisantes qui persistent deux jours.

4

Le 9 novembre, comme la convalescence approche, il se fait au niveau de la malléole externe du pied droit un petit abcès qui guérit après incision. Apyrexie le 28 novembre après cinquante jours de maladie et 198 bains. Sortie le 14 décembre.

OBSERVATION XXXII

D... (Georges), conducteur à la 2ᵐᵉ batterie du 38ᵐᵉ d'artillerie, âgé de vingt-trois ans. Entre le 12 octobre.

Le malade arrive au huitième jour d'une typhoïde légère qui évolue normalement, en trente-quatre jours.

Le 14 novembre, en pleine convalescence, il fait un petit abcès dans l'aisselle gauche. Guérison rapide.

OBSERVATION XXXIII

M... (Sylvain), conducteur à la 2ᵐᵉ batterie du 38ᵉ régiment d'artillerie, vingt trois ans. Entre le 12 octobre.

Typhoïde grave. Les températures se maintiennent à 40° 1, 39° 9, 40°, 40°, 40° 2, 40° 1, 39° 9 ; puis elles s'abaissent progressivement pour arriver à l'apyrexie, le 6 novembre. Le pouls s'élève à 116, 126, 142 même et les bruits du cœur sont ce jour là un peu sourds. Mais ce sont des symptômes passagers et bientôt le pouls se ralentit. La convalescence commence après cent-six bains.

Le 16 novembre, pendant cette convalescence, quatre furoncles naissent dans l'aisselle gauche ; le bistouri les fait promptement disparaître. Sortie le 28 novembre.

OBSERVATION XXXIV

D. Charles, conducteur à la 2ᵐᵉ batterie du 38ᵉ d'artillerie, âgé de vingt-deux ans. Entré le 15 octobre 1900.

Il est au troisième jour d'une typhoïde grave dont les températures se maintiennent au dessus de 39° jusqu'au 28 octobre, seizième jour de maladie, avec des moyennes quotidiennes de 39° 2, 39° 3, 39° 5, 39° 8, 40°, 40°, 40°, 39° 8, 39° 8, 40°, 39° 6, 39° 5, 39° 5, 39°. Le pouls reste à 80. On donne cent quarante-six bains.

Le 17 octobre, sur le pilier antérieur gauche du voile du palais, petite ulcération ovoïde, rosée, sans rougeur du pharynx. Aucun symptôme d'angine. Deux jours après, tout a disparu.

Autre complication : Le malade tousse et sa respiration est rude des deux côtés avec quelques râles passagers. La voix est rauque et reste telle durant la convalescence.

Le 5 novembre. — Incision de petits furoncles dans les aisselles ; cette incision donne lieu à une hémorragie en nappe qu'il est difficile d'arrêter. La peau seule a été cependant incisée et l'on pense à l'hémophilie.

Le 9. — Des trajets fistuleux se sont faits entre les furoncles, on les ouvre au bistouri ; peu de sang.

Le 10. — Ouverture d'un nouvel abcès survenu dans l'aisselle gauche.

Le 15. — Guérison complète des plaies axillaires.

OBSERVATION XXXV

Ch. Jean, servant à la 11me batterie du 19me régiment d'artillerie, âgé de vingt-deux ans. Entré le 16 octobre.

Dothiénenterie grave, au quatrième jour, avec langue très saburrale, ventre ballonné, gargouillement et taches nombreuses. Pouls d'emblée à 112, se maintenant à 100 jusqu'à la défervescence. Température oscillant sans grandes rémissions entre 39° et 40° pendant quinze jours, du 16 au 31 octobre.

Le malade présente une forme adynamique type ; au délire léger les premiers jours succède une prostration extrême. Le malade se tient immobile, silencieux ou plaintif. Il ne bouge même pas la tête, répond mal ou pas du tout. Parfois même il refuse d'ouvrir la bouche pour boire. Il va sous lui. Pour le mettre au bain, on doit le porter comme une masse inerte. Cette adynamine explique les nombreux abcès survenus aux fesses.

Le 30 octobre. — Vaste poche fluctuante à la partie supérieure du bras gauche : large incision et drainage.

Le 31. — Le bras gauche est rouge et tuméfié presqu'au coude. On fait une contre-ouverture à la limite des parties suppurées.

Le 3 novembre. — T. : matin, 37°8 ; soir, 38°3. T. : moyenne, 38°8. Pouls, 84. De nombreux furoncles naissent sur les fesses.

Le 6. — L'abcès du bras est en voie de guérison, mais un autre apparaît au niveau de l'épine de l'omoplate du côté droit: ce dernier abcès incisé donne lieu rapidement à une large escharre.

Le 10. — De nouveaux abcès soitent aux fesses. Les anciens suppurent toujours ; cette région est bientôt trouée comme une écumoire.

Toutes ces plaies guérissent lentement. Avec la convalescence, le malade se lève et les abcès des fesses en sont de suite améliorés. Puis la plaie du bras se ferme. Celle de l'épaule oblige le malade à rester à l'hôpital jusqu'au 10 janvier 1901.

OBSERVATION XXXVI

M. (Louis), brigadier à la 2ᵐᵉ batterie du 38ᵐᵉ d'artillerie, âgé de vingt-trois ans. Entré le 17 octobre. Dothiénenterie légère, jugée en quinze jours avec 46 bains.

Le 27 octobre survient un furoncle à la fesse gauche ; c'est le jour du dernier bain. Guérison prompte.

OBSERVATION XXXVII

P. (Albert), conducteur à la 2ᵐᵉ batterie du 38ᵐᵉ d'artillerie, âgé de vingt et un ans. Entré le 19 octobre. Dothiénenterie moyenne avec des élévations thermiques atteignant rarement 40° et le pouls ne dépassant pas 90. Evolution classique.

La lysis de descente est, vers la fin, hachée d'oscillations qui finissent à l'apyrexie le 15 novembre, après 133 bains.

Le 23 novembre, incision d'un furoncle à la jambe droite. Le 2 décembre, deux nouveaux furoncles à la cuisse gauche retardent le départ du convalescent.

OBSERVATION XXXVIII

H.... (Eugène), conducteur à la 5ᵐᵉ batterie du 38ᵐᵉ d'artillerie, âgé de vingt-trois ans, entre le 19 octobre. Typhoïde moyenne, durant vingt-huit jours, avec 68 bains.

Le 1ᵉʳ novembre, au milieu de la défervescence, le malade accuse une douleur à la région sacrée, où l'on découvre un gros furoncle, un peu au-dessus du coccyx. Guérison par incision cruciale.

Le 6 novembre, nouveau furoncle au-dessus du premier. Il reste longtemps avec ses bords décollés, et guérit plus lentement que le premier.

Le 22 novembre, troisième furoncle à la fesse gauche, guérison rapide après incision et lavage.

OBSERVATION XXXIX

R.... (Réné), vingt-deux ans, conducteur à la 2me batterie du 38me d'artillerie, entre le 20 octobre.

Dothiénentérie grave, nécessitant 140 bains. Lysis très lente à partir du 28 octobre, quinzième jour de la maladie. Pendant cette première période les symptômes sont sévères, il y a quelques vomissements.

Le 1er novembre, le malade ressent une sensation de brûlure dans les orteils: ceux-ci sont congestionnés. Cette douleur est sensible encore le 3 novembre, mais elle ne tarde pas à disparaître.

Le 8. — Incision large de petits furoncles dans les deux aisselles. Les bains sont devenus rares.

Le 11. — Deux nouveaux furoncles sont sur la cuisse droite. Les furoncles des aisselles se sont abcédés par décollement des plaies. Le 18 novembre, on doit ouvrir ces abcès en débridant les trajets suppurants. Le décollement apparaît alors profond, et pour l'ouvrir on doit sectionner et lier une artériole. Ces larges incisions donnent des plaies, qui ne sont pas fermées le 6 décembre. Guérison complète le 16 décembre.

OBSERVATION XL

M.... (Benoît), conducteur à la 2me batterie du 38me d'artillerie, âgé de vingt-deux ans, entre le 21 octobre.

Typhoïde moyenne de vingt-trois jours et 81 bains, avec une courbe thermique qui passe au-dessous de 39°2 au neuvième jour, et un pouls entre 80 et 100.

Le 6 novembre. — A la partie supérieure de la joue gauche le malade présente un petit furoncle : ponction.

Le 8. — Deux nouveaux furoncles, l'un à la cuisse gauche, région supérieure, l'autre dans le pli de l'aine du même côté. Guérison rapide.

Le 22. — A côté de l'ancien furoncle de l'aine, proche du pubis, en sort un nouveau, plus petit.

Le 28. — Enfin, un abcès dentaire survient au niveau de vieux chicots.

Le malade sort bien guéri le 6 décembre.

OBSERVATION XLI

F.... (Auguste), brigadier à la 5me batterie du 38me d'artillerie, vingt-ans. Entre le 24 octobre. Septième jour d'une dothiénenterie grave à forme adynamique. La température reste pendant cinq jours à 40°, puis décroît avec des moyennes qui ne s'éloignent guère de 39° et arrive à l'apyrexie le 10 décembre, après quarante jours de maladie. Pendant la période grave le pouls est à 100 et s'élève jusqu'à 120. La figure est violacée. Le malade ne peut aller au bain tout seul, il va sous lui ou dans le bain ; il délire légèrement.

Le 7 novembre, douleurs dans les orteils, elles ne tardent pas à s'accroître et ressemblent à une vraie brûlure le 10 novembre. Cette brûlure persiste le 15 novembre et rien ne peut la calmer, mais elle a disparu brusquement le 17.

Déjà le 9 novembre on avait incisé un furoncle de l'aisselle et le 12 un second dans la même région. Le 18 novembre une série de petits furoncles naît au périnée, deux ou trois plus gros dans le pli fessier, un autre enfin, qui s'abcède bientôt, à la face externe de la jambe gauche.

Le 28. — Nouveaux furoncles à la région fessière et sur la face interne des cuisses ; cette région est criblée d'incisions.

Tous ces furoncles sont à peu près guéris le 8 décembre, lorsque survient en plein mollet droit une induration douloureuse, avec léger œdème malléolaire correspondant. Le lendemain une seconde induration analogue apparaît au mollet gauche.

Le 12 décembre ces deux indurations ont bien diminué. Il n'y a presque rien à droite.

Le 14. — L'induration du mollet gauche se ramollit, on l'incise et il s'en écoule du pus abondant ; ce pus est rougeâtre ; il était collecté contre le jumeau interne. La guérison est rapide. Du côté droit elle se produit sans incision.

OBSERVATION XLII

W.... (Henri), âgé de vingt et un an, conducteur à la 2ᵐᵉ batterie du 38ᵐᵉ d'artillerie, entre le 26 octobre 1900.

Dothiénenterie légère, arrivant en quatorze jours à l'apyrexie.

Le 15 novembre, en pleine convalescence, survient un furoncle de l'aisselle droite. Incision. Guérison.

OBSERVATION XL II

A.... (Jean), conducteur à la 2ᵐᵉ batterie du 38ᵐᵉ d'artillerie, âgé de vingt deux ans, entre le 29 octobre 1900.

Dothiénenterie moyenne, classique, avec 110 bains.

Le 7 novembre, au moment où commence la défervescence, de petits furoncles à sérosité roussâtre envahissent les aisselles.

Le 12. — Furoncle en pleine fesse gauche.

Le 15. — Nouveaux furoncles sous les aisselles et aux fesses. On doit interrompre les bains à cause du pansement.

Au commencement de décembre, les anciens furoncles ont formé dans l'aisselle gauche un vaste abcès qui se propage vers le deltoïde. On l'incise largement. Il est complètement guéri le 3 janvier 1901.

OBSERVATION XLIV

R... (Numa), conducteur à la 2ᵐᵉ batterie du 38ᵐᵉ d'artillerie, âgé de vingt deux ans, entre le 29 octobre 1900

Dothiénenterie sévère dont les températures restent au-dessus de 39° jusqu'au 17 novembre, vingt troisième jour. Pouls, 100. Le malade prend 149 bains.

Le 14. — Sensation de brûlure au niveau des orteils. On doit porter le malade au bain. Ces douleurs sont moins fortes le 15 et ne tardent pas à disparaître.

Le 16. — A la face externe de la jambe gauche, tiers moyen, naît un furoncle entouré de trainées de lymphangite Incision.

Le 18. — Autour du furoncle, un décollement s'est fait qui donne un véritable abcès suivant les anciennes traînées de lymphangite. Cet abcès a la largeur de la paume de la main. Il ne tarde pas à guérir, après incisions larges, mais il reste une vaste plaie qui se cicatrise lentement, persistant le 5 décembre. Sortie du malade, complètement guéri, le 1er janvier.

OBSERVATION XLV

F... (André), conducteur à la 2me batterie du 38me d'artillerie, âgé de vingt-deux ans, entre le 31 octobre 1900.

Dothiénenterie moyenne dont la température reste seulement quatre jours à 40° et dont le pouls ne dépasse pas 104. Rien de spécial. Apyrexie le 25 novembre, après 101 bains.

Le 18. — Un furoncle dans l'aisselle droite, alors que la convalescence commence. Guérison prompte.

OBSERVATION XLVI

Z... (Vincent), vingt-deux ans, conducteur à la 2me batterie du 38me, entre le 1er novembre.

Dothiénenterie moyenne, à début brusque, évoluant en vingt-cinq jours avec 96 bains.

Le 26 novembre. — Au début de la convalescence, survient un gros furoncle de la fesse droite. Guérison par incision.

OBSERVATION XLVII

R... (Henri), vingt trois ans, maréchal des logis à la 3me batterie du 38me, entre le 23 novembre.

Dothiénenterie grave, avec des moyennes de température de 40°, 39°9, 40°1, 40°1, 40°, 40°, 39°8, 39°5, 39°5, 39°1. Lysis courte et régulière. Pouls, 100, 108. Quelques complications respiratoires : râles sous crépitants, congestion des bases.

Le 9 décembre. — Petit furoncle sous le bras droit, guérison rapide après incision. Sortie le 6 janvier, après 111 bains.

OBSERVATION XLVIII

J... (Baptiste), vingt deux ans, infirmier à l'hôpital pendant l'épidémie. Malade le 19 décembre.

Plusieurs vomissements annoncent une typhoïde grave, dont les températures moyennes restent pendant vingt jours au-dessus de 39°, avec un pouls à 100 environ. Pas de complication, sinon une brûlure des bourses, par chloroforme qu'on a versé imprudemment dans la baignoire pendant le bain.

Le 15 janvier. — En pleine convalescence six petits abcès furonculeux naissent dans l'aisselle droite. Incision. Les plaies ne sont pas encore fermées le 25, et prolongent la convalescence jusqu'au 2 février.

OBSERVATION XLIX

V... (Joseph), âgé de vingt-deux ans, conducteur à la 2me batterie du 38me, entre le 17 novembre.

Début, il y a quatre jours, par céphalée toujours plus forte et diminution d'appétit. Ni insomnie, épistaxis, ni diarrhée.

Le 17 novembre. — T. : soir, 39°3. T. : moyenne, 39°3. Pouls, 80. La langue est humide, étalée, saburrale, le ventre souple.

Le 18. — T. : matin, 39°1 ; soir, 39°5. T. : moyenne, 39°5. Pouls, 104. Le malade dort bien et ne se plaint de rien.

Le 19. — T. : matin, 39° ; soir, 39°4. T. : moyenne, 39°5. Pouls, 92. La diarrhée s'installe après purgation, avec six selles.

Le 20. — T. : matin, 39°5 ; soir, 39°9. T. : moyenne, 39°8. Pouls, 112. Langue sale, ventre ballonné sans taches rosées.

Le 21. — T. : matin, 39°4 ; soir, 39°8. T. : moyenne, 39°7. P. 108. Deux taches rosées sur le ventre. Le malade a deux selles liquides.

Le 22. — T. : matin, 39°3 ; soir, 40°. T. : moyenne, 39°7. Pouls, 100. Taches nombreuses. Deux selles. Mictions suffisantes.

Le 23. — T. : matin, 39° ; soir, 39°6. T. : moyenne, 39°4. Pouls, 112. État général excellent. Pas de signe grave.

Le 24. — T. : matin : 39° ; soir, 39°3. T. : moyenne, 39°4. Pouls, 112. Rien de spécial.

Le 25. — T. : matin, 38°4 ; soir, 39°7. T. : moyenne, 39°3. Pouls, 120. Une selle liquide avec quelques coliques.

Le 26. — T. : matin, 39°2 ; soir, 39°2. T. : moyenne, 39°2. Pouls, 120. Une selle molle. 3 litres d'urine.

Le 27. — T. : matin, 38°4 ; soir, 40°. T. : moyenne, 39°1. Pouls, 120. Le malade est amaigri et affaibli. Petit orgelet sur la paupière supérieure de l'œil droit.

Le 28. — T. : matin, 38°2 ; soir, 40°2. T. : moyenne, 38°9. Pouls, 112. Deux selles. Légères excoriations sous les bras.

Le 29. — T. : matin, 38°3 ; soir, 39°9. T. : moyenne, 39°. Pouls, 104. Une selle. Haleine mauvaise. Langue sèche.

Le 30. — T. : matin, 39°4 ; soir, 39°2. T. : moyenne, 39°1. Pouls, 120. Sous les bras les excoriations ont formé des furoncles.

1er décembre. — T. : matin, 38°4 ; soir, 39°1. T. : moyenne, 38°9. Pouls, 116. Le ventre est souple. Il y a 4 litres 1/2 d'urine.

Le 2. — T. : matin, 38°6 ; soir, 39°4 T. : moyenne, 38°9. Pouls, 120. Bon état général, Peu de sommeil. Haleine fétide.

Le 3. — T. : matin, 38°4 ; soir, 39°8. T. : moyenne, 39°2. Pouls, 96. Trois selles liquides. Le malade ressent un léger appétit.

Le 4. — T. : matin, 39°2 ; soir, 39°7. T. : moyenne, 39°1. Pouls, 120. Trois selles. Langue très saburrale. Furoncles des bras douloureux.

Le 5. — T. : matin, 39°5 ; soir, 39°. T. : moyenne, 38°9. Pouls, 120. Sous l'aisselle droite, à côté des furoncles, apparaît une tuméfaction volumineuse, qui paraît être un abcès profond. La ponction reste blanche. On lave les furoncles qui exhalent un peu d'odeur.

Le 6. — T. : matin, 39°2 ; soir, 40°5. T. : moyenne, 40°. Pouls, 116. La tuméfaction de la veille s'est accrue et transformée en un volumineux œdème qui prend tout le flanc droit et a déjà envahi le bras droit jusqu'au coude. Le doigt s'enfonce dans cet œdème et y perçoit nettement de la crépitation gazeuse. Dans le creux axillaire, au niveau des furoncles, on détache une petite plaque de gangrène. Des pertuis furonculeux s'écoule une sérosité roussâtre très sale et très fétide. On diagnostique un phlegmon gazeux et gangréneux à point de départ furonculeux, on pratique de larges incisions à la limite du mal et on lave deux fois par jour au permanganate, à la liqueur de Labarraque et à l'eau oxygénée.

Le 7. — T. : matin, 39°6 ; soir, 40°5. T. : moyenne, 40°1. Pouls, 120. Etat général mauvais, la langue et les lèvres se sèchent. Le face est pâle avec des pommettes rouges. De nouvelles régions ont été envahies par l'œdème gazeux, qui prend tout le flanc jusqu'à la crête iliaque, la moitié droite du dos et le membre supérieur correspondant jusqu'à la partie moyenne de l'avant-bras. Dans les parties les premières atteintes, le tissu cellulaire fond et s'élimine ; il sort un peu de pus. De nouvelles incisions limites sont pratiquées au thermocautère.

Le 8. — T.: matin, 39°2 ; soir, 40°2. T.: moyenne, 39°7. Pouls, 112, dicrote. Langue sèche. On continue à laver deux fois par jour et bourrer à la gaze imprégnée de liqueur de Labarraque.

Le 9. — T.: matin, 39°3 ; soir, 39°1. T.: moyenne, 39°3. Pouls, 112. Les yeux sont excavés et le ventre plus ballonné. Le malade boit bien et urine 2 litres.

Le 10. — T.: matin, 39°4 ; soir, 40°. T.: moyenne, 39°6. Pouls, 120. Sous la peau largement décollée, le tissu cellulaire sphacélé s'élimine. Il ne reste dans le creux axillaire que les muscles disséqués. On ouvre en arrière et au bas du flanc, plusieurs poches qui donnent du pus bien lié, phlegmoneux. Il n'y a presque plus d'odeur et peu de gaz.

Le 11. — T.: matin, 38°8 ; soir, 39°6. T.: moyenne, 38°9. Pouls, 108. Langue humide. Ventre souple. Trois selles liquides.

Le 12. — T.: matin, 37° ; soir, 39°6. T.: moyenne, 38°6. Pouls, 112. Facies mauvais ; langue pâteuse, cinq selles liquides.

Le 13. — T.: matin, 38°2 ; soir, 40°. T.: moyenne, 39°1. Pouls, 100. Facies altéré. 2 litres et demi d'urine. Le flegmon ne s'étend plus. Il paraît amélioré.

Le 14. — T.: matin, 38°7 ; soir, 39°4. T.: moyenne, 39°1. Pouls, 124. Même état, assez satisfaisant.

Le 15. — T.: matin, 37°3 ; soir, 39°. T.: moyenne, 38°6. Pouls, 120. Selles et mictions copieuses. Très peu de douleur sauf aux pansements. Les parties malades suppurent toujours beaucoup.

Le 16. — T.: matin, 37°9 ; soir, 39°1. T.: moyenne, 38°8. Pouls, 104. La suppuration commence à diminuer. Petits furoncles sur les bourses.

Le 17. — T.: matin, 37°7 ; soir, 38°7. T.: moyenne, 38°5, Pouls, 108. L'amélioration est nettement manifeste. On continue les grands lavages.

Le 18. — T. : matin, 39°2 ; soir, 38°9. T. : moyenne, 39°. Pouls, 116.

Le malade a dormi. Son appétit revient. Il va bien mieux.

Le 19. — T. : matin, 38°7 ; soir, 37°5. T. : moyenne, 38°4. P. 120. Deux selles, langue humide, ventre souple.

A partir du 20 décembre, l'amélioration augmente tous les jours. Le pus tarit peu à peu et les plaies, devenant de plus en plus propres, commencent à se cicatriser.

Le 25. — Les plaies de l'aisselle, du thorax et du bras sont roses et bourgeonnantes.

Le 10 janvier. — Les plaies du thorax et du bras sont à peu près fermées. Celle de l'aisselle se comble peu à peu ; mais elle ne peut arriver seule à se recouvrir de peau et, le creux axillaire une fois comblé, on doit pratiquer des greffes. Cette opération se fait dans les premiers jours de février. Le malade reste impotent et est réformé.

Si nous ajoutons aux trente et une observations précédentes les observations X et XI (hémorragies intestinales), XIII (orchites typhoïdiques), nous aurons un total de 41 malades qui ont eu des complications par suppuration, c'est-à-dire environ 26 pour 100, ou, un malade sur quatre.

Cette complication a été signalée depuis longtemps et s'est montrée fréquente à peu près dans toutes les épidémies. On a divisé les cas en deux groupes, suivant qu'on se trouvait en présence d'abcès isolés, accident local, ou d'abcès multiples constituant une véritable pyohémie.

Au cours de cette épidémie nous n'avons pas observé de pyohémie, maladie générale, et tous nos cas de suppuration nous ont paru relever d'une cause externe, d'une infection locale.

L'examen microscopique du pus nous a manqué, mais nous pensons cependant que l'on doit incriminer, comme agent nocif, le staphylocoque doré et le streptocoque, plutôt que le bacille d'Eberth. Cette infection de la peau serait donc, une infection secondaire paratyphoïdique.

Elle s'est montrée, tantôt au moment où la fièvre baissait

et où la courbe approchait de l'apyrexie, tantôt pendant la convalescence. Très rarement nous avons vu survenir les furoncles et les abcès en pleine typhoïde. L'incision large et précoce a toujours hâté leur guérison, mais bien souvent nous avons vu des trajets fistuleux se former et une suppuration tenace s'établir jusqu'au moment où, la fièvre ayant cessé, toutes les forces de l'organisme tendaient vers la réparation des tissus.

Comme traitement, nous avons reconnu les bons effets de compresses de gaze imbibées de liqueur de Labarraque, appliquées sur les furoncles ouverts ou bourrées dans les décollements et nous avons, maintes fois, reconnu la non-valeur de toutes les poudres, en particulier l'aristol.

Pourquoi, maintenant, ces suppurations sont-elles si abondantes chez les typhiques convalescents? On a accusé les bains qui, en ramollissant l'épiderme, facilitent l'infection de la peau. Nous avons cependant vu les abcès survenir, en général, au moment où les bains sont devenus rares et ont tout à fait cessé et nous préférerions accuser la desquamation intense, qui se fait sur la peau du typhique au moment de la convalescence; à ce moment, la peau devient sèche, écailleuse, fendillée et parfois l'épiderme tombe en écailles. L'infection ne se ferait-elle pas à la faveur de cette desquamation?

Sous les aisselles, il est certain qu'on doit invoquer la moiteur permanente qui favorise la macération de l'épiderme; cependant, chaque malade avait, dès son entrée, les aisselles rasées et poudrées d'oxyde de zinc. On l'essuyait bien sous les bras après chaque bain et on le surveillait.

Ne pourrait-on pas encore accuser le linge qui, après le bain, servait à sécher plusieurs malades et pouvait, tour à tour, les contaminer?

Quoi qu'il en soit, il faut reconnaître que, dans bien des cas, de nombreux abcès sont survenus chez des typhiques

dont on rasait les aisselles, qui étaient poudrés d'oxyde de
zinc ou lavés à l'alcoolé de lavande à la moindre excoriation
et que, par conséquent, la dothiénenterie est une maladie
qui prédispose aux suppurations pendant la convalescence.
C'est peut-être là la meilleure explication que nous puissions
donner de la forte proportion d'abcès survenus au cours de
cette épidémie.

CHAPITRE VIII

ORTEILS DOULOUREUX

OBSERVATION L

C. (Eugène,) vingt-deux ans, soldat au 40me régiment d'infanterie. Entré le 27 août 1900.

Il est au sixième jour d'une typhoïde légère, et dès le lendemain apparaissent les taches rosées. Les températures oscillent entre 39° et 40°, atteignant deux fois leur maximum 40° 2. Pouls à 90.

Le 10 septembre. — Arrivé aux derniers bains, le malade souffre vivement dans la pulpe des orteils.

Le 11. — T.: matin, 37° 4; soir, 39° 2. T.: moyenne 38° 7. Pouls, 90. Les douleurs sont encore plus vives. Elles siègent au pied droit sous la plante et au pied gauche à la face plantaire des orteils; la face dorsale de ces derniers est complètement indolore. A l'examen de ces régions on trouve la pulpe légèrement violacée; en outre, deux petites taches ecchymotiques sont visibles: l'une sous la tête du deuxième métatarsien, l'autre au milieu du cinquième orteil, face plantaire. Le gros orteil présente une troisième tache, moins nette.

Le 12. — Les douleurs persistent aux orteils, elles sont surtout térébrantes et rappellent les engelures. Aujourd'hui, la douleur est moindre dans le pied gauche que dans le pied droit.

La 13. — Les douleurs persistent sans augmentation; les ecchymoses sont toujours visibles.

Le 17. — Le malade ne souffre plus; sous les orteils on voit encore les taches ecchymotiques.

Aucun incident ne se produit au cours de la convalescence et le malade sort guéri, le 16 octobre.

OBSERVATION LI

H. (Gustave), vingt-deux ans, soldat au 40me régiment d'infanterie. Entré le 5 septembre 1900.

Depuis plusieurs jours il est fatigué et souffre depuis quatre jours de céphalée et diarrhée.

Le 6 septembre. — T. : matin, 39° 5, soir, 39° 3. T. : moyenne 39° 2. Pouls, 76.

La céphalalgie a empêché le malade de dormir cette nuit. Il souffre moins ce matin. Pas de stupeur. Langue peu saburrale, ventre ballonné, peu sensible, sans éruption. Rien à la gorge et au thorax. Trois litres d'urine. Diarrhée abondante.

C'est une typhoïde légère dont la température oscille entre 38° et 39° jusqu'au 30 septembre, vingt huitième jour de maladie. A cette date, la convalescence s'affirme.

Le 27. — Le malade se plaint de vives douleurs dans les orteils, mais on ne remarque rien dans ces parties, sinon que la peau est bien normale, sans rougeur, ni plaie, ni ecchymose. Cette douleur ne tarde pas à se calmer et trois jours après, au moment de l'apyrexie franche, elle a tout à fait disparu. Sortie le 1er novembre.

OBSERVATION LII

P... (Célestin), conducteur à la 4me batterie du 38me d'artillerie. Entre le 25 septembre 1900. Courbaturé depuis plusieurs jours ; mais le 24 seulement il a été pris de forte céphalée, douleur à la nuque, en même temps que l'appétit disparaissait. Pas de diarrhée ; pas d'épistaxis.

La maladie est à son début. Les températures s'élèvent avec des moyennes successives de 39°3, 39°4, 39°8, 39°8, 40°, 39°8, 39°7, etc.

Les taches rosées apparaissent le 29 septembre et ce jour-là on constate sur le pharynx deux trainées rougeâtre sans ulcération. La maladie ne présente pas de complication. Le pouls suit la température et ne dépasse pas 100.

Le 2 octobre on voit sur le pilier gauche deux petites ulcérations arrondies qui ne causent aucune gêne de déglutition. Ces ulcérations s'agrandissent légèrement les jours qui suivent, puis s'effacent et ne sont plus visibles le 10 octobre.

A cette date les températures moyennes sont de 38°9, 38°7, 38°6, de grandes oscillations se produisent, le malade sue la nuit et la convalescence s'annonce.

Le 11, commence une assez vive douleur dans tous les orteils. Cette douleur diffuse se localise bientôt aux deux gros orteils, qui sont rouge-violacés, mais sans aucune plaie ni ecchymose. Pendant plusieurs jours c'est une souffrance très vive à ce niveau, souffrance que n'explique en rien l'état des parties. Elle résiste aux diverse pommades calmantes et au salicylate, de méthyle et s'atténue d'elle-même peu à peu vers les 16 et 17 octobre, pour bientôt disparaître. Le malade sort le 8 novembre, ayant pris 128 bains.

OBSERVATION LIII

L. (Jean-Baptiste), conducteur à la 2ᵐᵉ batterie du 38ᵐᵉ d'artillerie, âgé de vingt-trois ans. Entre le 26 septembre. Cet homme souffre depuis le 23 septembre de céphalalgie, insomnie, courbature. Il n'a eu ni diarrhée ni épistaxis.

La température passe par des moyennes de 38°6, 39°, 39°9, 40°2, 40°3, 40°3, 40°1, 39°8. Les taches apparaissent au neuvième jour. Le pouls oscille entre 80 et 100. La maladie évolue classiquement sans complication et la lysis commence le 4 octobre.

Le 12. — T.: matin, 38°; soir, 39°. T.: moyenne, 38°7. Pouls, 112. Le malade ne se plaint de rien, sinon d'une douleur subite, survenue aux orteils. Les deux pouces surtout sont douloureux, et le malade a beaucoup de peine à marcher pour se rendre à la baignoire. L'examen des parties douloureuses, ne révèle absolument rien d'anormal.

Deux jours après, ces douleurs ont disparu.

Le 13 octobre, pendant la nuit, le malade est pris d'un délire violent, il menace de tuer ses voisins, et casse une bouteille. Au matin, il est calme, avec un pouls encore à 112.

Ce délire se reproduisit trois jours de suite, puis le malade tomba dans une profonde mélancolie. Il ne parlait pas, répondait avec peine aux questions, croyait qu'on lui voulait du mal, et se cachait sous ses couvertures. Cette mélancolie s'atténue peu à peu, à mesure que la convalescence s'affirme, et disparaît finalement.

5

Une autre complication est survenue : un abcès de la face externe de la cuisse gauche, qui guérit vite, après incision.

Le malade sort le 20 novembre, très amaigri, mais ayant retrouvé sa force de pensée. Il a pris 119 bains.

OBSERVATION LIV

Ch... (Henri), vingt-sept ans, réserviste, conducteur à la 11me batterie du 38me d'artillerie, entré le 2 octobre 1900.

Dothiénenterie moyenne arrivant au troisième jour, avec céphalalgie, courbature, anorexie, constipation. La température passe par les moyennes de 39°3, 39°7, 39°7, 39°7, 39°6, 39°5, 39°3, 39°3, 39°1, 38°9, etc.; elle atteint trois fois seulement 40°. Pouls à 80 environ. La constipation fait bientôt place à la diarrhée. Le malade urine bien ; son état général est bon.

Le 9. — T.: matin, 39°2 ; soir, 39°7. T.: moyenne, 39°3. Pouls, 76. Le malade ressent aux pieds une chaleur insolite.

Le 10. — T.: matin, 39°1 ; soir, 39°4. T.: moyenne, 39°1. Pouls, 80. Les pieds sont toujours chauds, et les orteils sont devenus réellement douloureux. Le malade déclare qu'il lui semble avoir des engelures.

Le 13. — T.: matin, 39°4; soir, 39°3. T.: moyenne, 39°. Pouls, 80. La douleur aux orteils persiste, on ne voit rien de particulier à ce niveau.

Le 17 octobre cette douleur a disparu. Des furoncles lui succèdent, siégeant au ventre ; ces furoncles guérissent vite et la convalescence, commencée le 26 octobre, après 108 bains, se termine sans encombre le 15 novembre, à la sortie du malade.

OBSERVATION LV

A. (Léon), vingt-deux ans, conducteur à la 5me batterie du 38me d'artillerie, entre le 8 octobre 1900. Typhoïde très légère qui est au cinquième jour environ avec un peu de stupeur, mais une langue bonne, un ventre peu ballonné, une diarrhée peu considérable. La température atteint 40° seulement deux fois et le pouls n'arrive pas à 90. En quinze jours, avec 51 bains, la maladie est terminée.

Le 25 octobre, en pleine apyrexie, quelques douleurs aiguës se font sentir dans les orteils des deux pieds. Ces douleurs fugaces ont disparu trois jours après, le 28 octobre.

OBSERVATION LVI

R. (Léon), conducteur à la 12me batterie du 38me d'artillerie, âgé de vingt-trois ans, entre le 14 octobre.

Dothiénenterie légère entrée au cinquième jour. Les taches rosées apparaissent le 17 octobre au huitième jour. Les températures n'atteignent jamais 40° et oscillent entre 38° et 39°. Pouls à 90. On donne 41 bains.

Dans les premiers jours, le malade se plaint d'une douleur articulaire siégeant au genou gauche, face interne. En même temps, il présente un léger suintement uréthral qui persiste jusqu'à la fin de la maladie.

Le 27 octobre, le malade ressent une assez vive douleur dans les extrémités des orteils. Il la compare aux douleurs des engelures. Cette douleur dure deux jours et disparaît subitement. Plus rien n'entrave la convalescence, qui survient le 4 novembre avec l'apyrexie. Sortie le 23 novembre.

OBSERVATION LVII

B. (Eugène), vingt-trois ans, conducteur à la 2me batterie du 38me d'artillerie, entre le 14 octobre.

Dothiénenterie légère arrivant au huitième jour environ et présentant de la céphalalgie, de la diarrhée sans coliques et des crises gastralgiques.

Les températures oscillent autour de 39° et l'on note seulement deux ascensions à 40°. Pouls à 90.

Le 4 novembre, au moment où les bains deviennent de plus en plus rares, le malade ressent une vive douleur dans les orteils, surtout dans les pouces des deux pieds. Ceux-ci sont légèrement rougeâtres, sans aucune plaie, ni ecchymose.

Le 5 et le 6 nous retrouvons cette douleur toujours aussi vive, malgré les onctions calmantes à la morphine ou à la belladone.

Le 8 est marqué par une diminution très forte de ces douleurs, qui ne sont plus sensib'es du tout le 10 novembre.

L'apyrexie commence le 11 novembre, après 75 bains.

OBSERVATION LVIII

P. (Jacques), conducteur à la 9° batterie du 38° d'artillerie. Entre le 14 octobre 1900.

Typhoïde grave, ayant subi le 4 novembre, au vingt-cinquième jour, une recrudescence qui prolonge la maladie et la divise en deux parties.

La première période est de vingt-cinq jours, du 14 octobre au 4 novembre. Les taches apparaissent dès le début. Les températures restent sept jours près de 40° avec quelques rémissions à 39°. Le pouls est entre 90 et 100.

Dès le 22 octobre, le malade accuse quelques crampes dans les mollets. Ces douleurs s'atténuent le lendemain, puis se ravivent ; ce sont de vraies brûlures le 26 octobre. Elles se propagent en bas et bientôt atteignent les pieds.

Le 27. — T. : matin, 39°2, soir, 38°3. T. : moyenne, 38°7. Pouls, 88.

Les jambes et les pieds sont toujours douloureux. Les orteils sont très chauds. On remarque un peu d'œdème de la face dorsale des deux pieds et, sous le gros orteil gauche, quelques points ecchymotiques.

Le 29. — T. : matin, 37°5 ; soir, 38°8. T. : moyenne, 38°2. Pouls, 88.

Les jambes ne sont plus douloureuses, mais le malade se plaint toujours des orteils.

Le 2 novembre. — T. : matin, 38°8 ; soir, 38°8. T. : moyenne, 38°6. Pouls, 80.

Les orteils sont bien moins douloureux.

Ces douleurs vont en s'atténuant et disparaissent peu à peu en quelques jours.

La deuxième période commence brusquement par une ascension thermique de 37° à 40° accompagnée de coliques, ballonnement abdominal, pouls à 84.

L'état du malade se prolonge ainsi, grave et menaçant, mais sans symptômes de péritonite, sans hoquet ni vomissement. Les moyennes des températures sont de 38°8, 39°1. 39°3, 39°3, 39°, 39°2, 39°5, 39°3, 39°1, 39°5, 39°6, 39°5, 39°2, 39°4. A partir de cette dernière température qui est du 17 novembre, la maladie décroît lentement et l'apyrexie arrive le 18 décembre. Le pouls reste à 100 longtemps ; le malade prend 117 bains, souvent interrompus lorsque le ballonnement du ventre était trop considérable ; on plaçait alors en cette région une vessie de glace.

Cette deuxième période est marquée par des complications pulmonaires qui restent légères et ne dépassent pas les rales sibilants avec légère congestion des bases.

Plus tenaces sont les complications suppurées de la peau, qui prolongent la convalescence.

Le 10. — Ouverture au côté droit du nez, d'un petit abcès dont les bords se décollent, formant une plaie très longue à guérir. Il suppure encore le 28 novembre.

Dans les premiers jours de décembre de petits furoncles poussent dans les aisselles et y persistent quelques jours, malgré une large incision.

OBSERVATION LIX

D... (Élie), vingt-deux ans, conducteur à la 2me batterie du 38me d'artillerie, entre le 15 octobre 1900.

Typhoïde grave, arrivant au sixième jour environ avec céphalalgie, insomnie, constipation légère, que suit bientôt une forte diarrhée. La langue est étalée, saburrale, le ventre ballonné et sensible. Les yeux sont cernés et les conjonctives injectées. La température reste plusieurs jours au-dessus de 40°, avec des moyennes de 39°7, 40°3, 40°2, 39°8, 39°5, 40°1. Pouls à 100, 112, 116 A partir du 21 octobre la fièvre baisse et le chiffre des bains quotidiens diminue.

Le 30 octobre. — Le malade, arrivé au 106me bain, commence à souffrir des orteils. Il accuse surtout la pulpe comme siège des douleurs.

Le 31. — La douleur des orteils est aujourd'hui très vive. Elle siège au même niveau et l'on ne remarque rien d'anormal aux parties malades. Cette douleur diminue peu à peu durant les jours suivants ; elle est très faible le 8 novembre. Ce jour-là se montre un furoncle sur la fesse droite. L'apyrexie commence le 13 novembre et le malade sort, guéri, le 14 décembre.

OBSERVATION LX

B... (Aimé), vingt-deux ans, ouvrier à la section hors rang du 38ᵐᵉ d'artillerie, entre le 18 octobre. Il est au sixième jour, et le lendemain de son entrée les taches rosées apparaissent. Il présente, du reste, tous les symptômes d'une typhoïde qui reste légère, les températures dépassant 40° seulement deux ou trois fois. Les moyennes sont de 39°4, 39°5, 39°7, 39°3, 39°3, 39°2, 39°, etc., suivies d'une longue lysis. Pouls à 100, 108. On donne 100 bains.

Le 31 octobre. — Douleurs assez fortes aux orteils.

Le 1ᵉʳ novembre. — T. : matin, 38°1 ; soir, 39°. T. : moyenne, 38°4. Pouls, 112. Les orteils sont, ce matin, plus douloureux encore. Cette douleur siège aussi bien à la face dorsale qu'à la face plantaire. La tête du premier métatarsien droit est surtout très sensible. Rien à signaler à l'inspection.

Ces douleurs persistent quatre ou cinq jours, tout en s'atténuant progressivement. La convalescence approche, du reste, et l'apyrexie survient le 17 novembre. Sortie le 15 décembre 1900.

OBSERVATION LXI

S... (Adrien), vingt-trois ans, conducteur à la 10ᵐᵉ batterie du 38ᵐᵉ d'artillerie. Entre le 18 octobre.

Depuis six ou sept jours céphalalgie, agitation nocturne, toux légère. La langue est épaisse et saburrale, le ventre ballonné, couvert de taches rosées. Il y a de la constipation qu'un verre d'eau de sedlitz transforme en diarrhée de moyenne intensité.

C'est une typhoïde grave qui se prolonge jusqu'au 18 novembre, c'est-à-dire quarante jours, avec des températures dépassant 40° dans les premiers jours et des moyennes de 39°5, 39°8, 39°8, 39°8, 39°6, 38°5, se poursuivant en une lysis très longue.

Le 31 octobre la moyenne thermique étant descendue à 38°9 et le malade ne prenant que cinq ou six bains par jour, les orteils deviennent subitement douloureux; le malade y signale une sensation de torsion, d'écrasement, surtout vive lorsque les pieds se sont réchauffés, après le bain.

Le 2 novembre cette douleur persiste, très forte, et l'on continue à ne rien trouver au point douloureux.

Le 9 novembre, tout a définitivement cessé. Sortie du convalescent le 13 décembre.

OBSERVATION LXII

M... (Privat), artificier à la 1re batterie du 38me d'artillerie, âgé de vingt-deux ans. Entre le 17 octobre. Dothiénenterie de moyenne intensité ayant débuté il y a cinq à six jours par de la céphalalgie. Les températures maxima sont entre 39° et 40°. La descente s'effectue régulièrement, sauf une recrudescence de six ou sept jours à partir du 2 novembre.

Le 3 novembre apparaît une douleur aux orteils, mais douleur légère, point comparable aux atroces sensations ressenties par quelques-uns de nos malades. Elle est en outre fugace et disparaît au bout de deux ou trois jours sans avoir donné lieu à aucune lésion visible.

Un petit abcès naît sur la fesse droite, le 9 novembre, le jour du dernier bain. Il disparaît après incision. L'apyrexie commence le 15 novembre, et le malade sort le 10 décembre, ayant déjà repris une partie des 12 kilogr. qu'il avait perdus.

OBSERVATION LXIII

B... (Albéric), vingt-deux ans, conducteur à la 2me batterie du 38me d'artillerie. Entre le 19 octobre. Dothiénenterie moyenne dont les températures arrivent rarement à 40°, mais restent longtemps en plateau, dépassant encore 39° le 31 octobre. Le pouls est entre 90 et 100°.

Ce cas présente comme particularités intéressantes : une insomnie persistante avec rêves et cauchemars, une tendance à la constipation, enfin une céphalée que le bain ne fait pas disparaître complètement. Il y a sur la fin, des taches rosées papuleuses.

Le 4 novembre. — T. : matin, 38°2 ; soir, 39°1. T. moyenne, 38°6. Pouls, 104.

Les orteils sont le siège de douleurs cuisantes ; le malade ne peut supporter le frolement du drap.

Le 7. — Aucun changement. La douleur aux orteils persiste aussi vive. Il n'y a ni plaie, ni ecchymose, à peine une légère rougeur.

Le 8. — Douleur vive empêchant le malade de marcher pour aller au bain. Aucune onction n'est efficace.

Le 9. — Sur le soir, la douleur s'atténue.

Le 10. — La brûlure aux orteils est très supportable.

Le 12. — Les douleurs des orteils ont disparu. Elles ne reparaissent plus ; mais à la fesse gauche se montre un furoncle qui guérit bien vite. Convalescence franche le 16 novembre. Sortie le 4 décembre.

OBSERVATION LXIV

S.... (Louis), canonnier à la 11me batterie du 38me d'artillerie, âgé de vingt-deux ans, entre le 7 novembre 1900.

Le malade arrive avec des taches rosées sur la paroi abdominale. Il semble tout d'abord vouloir faire une dothiénenterie légère, et les températures matinales présentent de bonnes rémissions dès le sixième jour. Mais, vers le 22 novembre, il se fait une poussée de taches nouvelles et l'on en remarque de très vives, les rémissions deviennent moins franches et la maladie se prolonge;

Vers la fin novembre, le malade tousse ; des râles sibilants et ronflants apparaissent dans les poumons et l'on trouve même un peu de submatité au tiers moyen du poumon droit, en arrière. Ces signes pulmonaires durent quelques jours, puis s'atténuent, et le 12 décembre ils ont disparu.

Le 21 novembre le malade se plaint des orteils ; il localise la douleur, cuisante, à la pulpe des doigts et à la face dorsale du pied. Ces douleurs, fugaces, ont disparu deux jours après.

Voilà donc quinze cas de dothiénenterie où nous avons vu survenir des douleurs plus ou moins vives dans les orteils. En ajoutant à ces quinze cas les observations IX, X, XI (hémorragies intestinales) ; l'observation XIII (orchites typhoïdiques) ; les observations XXV, XXXI, XXXIX, XLI, XLIV (suppurations) ; l'observation LXXVII (ulcérations pharyn-gées), on aura un total de vingt-cinq cas, c'est-à-dire 16 p. 100 environ. On voit donc que cette petite complication s'est montrée assez fréquente au cours de l'épidémie qui nous occupe.

Elle survient brusquement vers la fin de la dothiénentérie, alors que la température a déjà sensiblement baissé, que le malade ne prend plus au complet sa série de 8 bains quoti-diens ; quelquefois même elle est apparue au cours de la con-valescence, en pleine apyrexie.

Ces douleurs occupent, en général, l'extrémité libre des orteils et leur pulpe. Parfois elles se propagent tout le long des doigts jusqu'à la plante du pied ; mais il est rare qu'elles envahissent la face dorsale.

Ce sont des douleurs cuisantes, parfois térébrantes, et le malade les compare volontiers aux souffrances que cause la vulgaire engelure. C'est parfois une piqûre mais en général plutôt une brûlure.

Ces douleurs sont spontanément très vives, quelquefois intolérables, et les malades en gémissent sans trêve. Elles s'exagèrent par la pression des orteils et même par la simple palpation, le contact du drap, le poids des couvertures. Ce poids paraît parfois trop lourd et ne peut être toléré.

Le maximum de douleurs est après le bain, alors que le corps tout entier fait sa réaction. Les orteils, à ce moment, sont rouges, congestionnés et plus sensibles qu'avant le bain. Le jour ou la nuit, les heures différentes de la journée n'ont aucune influence sur l'intensité de ces douleurs.

Presque toujours l'examen objectif des parties malades ne révèle rien d'anormal. Aucune lésion capable d'expliquer ces sensations fâcheuses, aucune plaie, aucune rougeur même de la peau. Aspect normal.

D'autres fois on remarque une teinte plus vive de la peau,

qui est congestionnée, rouge-violacée ; si l'on prend les orteils dans la main, on les sent alors plus chauds que le reste du corps. Enfin, dans quelques cas très rares, nous avons signalé la présence de petites ecchymoses, du volume d'une lentille, sur les parties douloureuses.

Ces douleurs se sont montrées tenaces, rebelles aux diverses pommades calmantes. Seul le salicylate de méthyle paraît, dans certains cas, avoir réellement agi. En général, les douleurs persistent quoi qu'on fasse, puis se calment et disparaissent spontanément.

Nous ne croyons pas qu'on puisse, ici, parler d'artérite, les phénomènes étant trop fugaces parfois et sans séquelle. Mais nous pensons plutôt qu'on doive leur attribuer une cause nerveuse et les rattacher aux hyperesthésies qui, sous les autres formes de céphalalgie, rachialgie, arthralgie, ne sont pas rares dans la dothiénentérie.

CHAPITRE IX

ULCÉRATIONS PHARYNGÉES

OBSERVATION LXV

F... (Jean), âgé de vingt-deux ans, conducteur à la 6ᵐᵉ batterie du 38ᵐᵉ d'artillerie. Entre le 16 août 1900.

Début de la maladie il y a huit jours environ, par céphalalgie, vomissements et diarrhée.

Le 17 août. — T.: matin, 40°2 ; soir, 39°6. T.: moyenne, 39°6. Pouls, 76. Il y a de la diarrhée et de la céphalée, mais les vomissements ont cessé. La langue est villeuse, rouge sur les bords, les yeux injectés. Sur le ventre ballonné naissent quelques taches rosées. Un gonflement douloureux est apparu ce matin au niveau de la parotide gauche.

Le 18. — T.: matin, 39°2 ; soir, 39°6. T.: moyenne, 39°2. Pouls, 72. La stupeur est plus marquée. En arrière et des deux côtés du thorax, on perçoit quelques râles. La parotide droite est à son tour tuméfiée.

Le 20. — T.: matin, 39°9 ; soir, 39°2. T.: moyenne, 39°4. Pouls, 60. Les sibilances disparaissent. Trois selles ; mictions abondantes. Il y a toujours de la stupeur et même un peu de surdité.

Le 21. — T.: matin, 38°8 ; soir, 39°8. T.: moyenne, 39°2. Pouls, 60. Les parotides ne sont plus douloureuses et leur tuméfaction diminue sensiblement d'un jour à l'autre.

Le 23. — T.: matin, 38°2 ; soir, 39°. T.: moyenne, 38°8. Pouls, 80. Une petite ulcération arrondie apparaît sur le pilier antérieur gauche du voile du palais. Le pharynx n'est pas enflammé. Il n'y a pas de douleur de déglutition. Les parotidites ont à peu près disparu.

Le 25. — T.: matin, 38°5 ; soir, 38°6, T.: moyenne, 37°9. Pouls, 54

L'état général est excellent et l'appétit commence à revenir. L'ulcération pharyngée est encore visible pendant la convalescence, qui commence le 1ᵉʳ septembre. Sortie le 3 octobre, après 56 bains.

OBSERVATION LXII

S... (Jean), vingt-quatre ans, maréchal des logis à la 9ᵉ batterie du 38ᵐᵉ d'artillerie, entre le 30 août. Invasion brusque, il y a trois jours, par céphalée et anorexie.

Le 31 août T.: matin, 38°3 ; soir, 39°2. T.: moyenne, 39°1. Pouls, 90. La céphalée diminue. La langue est saburrale, à bords rouges, le ventre souple, indolore ; il y a plusieurs selles liquides et deux litres d'urine. Rien à la gorge et au thorax.

Dothiénenterie grave dont la température s'élève rapidement, avec des moyennes de 39°7, 39°8, 39°7, 39°8, 39°7, 39°6, 40°1, 40°1, 39°9, 39°5, 39°8, 39°9, etc. Le pouls est à 90 environ. Les taches rosées apparaissent, le 3 septembre, au huitième jour de la maladie. Quelques vomissements marquent le début de septembre. Le ventre est alors ballonné. Il y a de la stupeur ; les symptômes sont très accentués.

Le 9. — T.: matin, 39°3 ; soir, 40° 2. T.: moyenne 40° 1. Pouls, 84. Deux petites phlyctènes apparaissent au fond de la gorge sur le voile du palais. La bouche a une odeur aigrelette. A côté des taches rosées anciennes se montrent de nouvelles taches plus vives. La maladie vient de subir une recrudescence.

Le 10. — T.: matin, 39°6 ; soir, 40° 8. T.: moyenne 39° 9. Pouls, 92.

Sur le voile du palais les deux phlyctènes ont formé deux petites ulcérations planes, à fond blanchâtre, entourées d'une aréole rouge. Il y a une légère douleur à la déglutition. Quatre litres d'urine. Deux selles.

Le 11. — T.: matin, 39° 5 ; soir, 39° 8. T.: moyenne 39° 5. Pouls, 88. De nombreuses taches rosées se montrent en même temps qu'une nouvelle ulcération, ovoïde, sur le pilier gauche.

Le 12. — T.: matin, 39° 8 ; soir, 39° 9. T.: moyenne 39°8. Pouls, 90. La langue est dépouillée et le pharynx rouge. Sur les piliers et le voile du palais apparaît le muguet. L'haleine a une odeur aigrelette.

Le 13. — T.: matin, 39° 5 ; soir, 40° 1. T.: moyenne 9° 39. Pouls, 90. Bouche et pharynx rouges. Langue dépouillée. Çà et là quelques points de muguet. Etat général satisfaisant.

Au 14 septembre l'amélioration se dessine davantage, et s'accentue tous les jours. La température décroît en passant par 39°6, 39°3, 39°2, 39°1, 38°8, 39°1, 38°8, 38°9, 38°8, 38°7, 38°6, 38°3, 38°6, 38°3, 37°8, 37°5, 37°4, 37°2. Les ulcérations disparaissent vite ; le muguet est plus tenace et le malade souffre de la gorge jusqu'à la convalescence, qui s'affirme le 4 octobre, après trente-cinq jours et 186 bains. Sortie le 26 octobre.

OBSERVATION LXVII

P.... (Louis), vingt et un ans, canonnier servant à la 5me batterie du 38me d'artillerie, entre le 18 septembre.

Dothiénenterie grave, installée depuis quatre jours, avec céphalalgie, diarrhée, inappétence, insomnie.

Le 19. — T.: matin, 39°9 ; soir, 40°8. T.: moyenne, 40°4. Pouls, 84, dicrote. Le malade a les pommettes rouges, les narines sèches, la langue saburrale, le ventre ballonné sans éruption ; deux selles liquides ; mictions suffisantes.

La température oscille autour de 40°, et le pouls est à 90. Le malade a de la stupeur, et toussote légèrement (rien au thorax).

Le 23. — T.: matin, 39°4 ; soir, 40°. T.: moyenne, 39°1. Pouls 80, dicrote. La figure est moins rouge, et le ventre moins ballonné ; sur le pilier antérieur gauche du voile du palais sont deux ulcérations arrondies, planes, d'aspect grisâtre, entourées d'une auréole rouge. Le malade ne se plaint en rien de la gorge, et continue à boire avec facilité.

Le 26. — T.: matin, 39°2 ; soir, 39°6. T.: moyenne, 39°4. Pouls, 80. Les deux ulcérations pharyngées se sont légèrement agrandies. Il n'y a toujours pas de taches rosées.

Le 28. — T. : matin, 39°3 ; soir, 39°5. T.: moyenne, 39°3. Pouls, 80. Sur le pilier antérieur gauche du voile du palais, les deux petites ulcérations se sont réunies pour n'en faire qu'une de 1 centimètre de large, ovoïde, a bords légèrement saillants, un peu grisâtre au centre et rouge sur les bords. Aucune douleur de déglutition. En même temps, le malade a de l'intertrigo entre les cuisses. Son état général est excellent.

Les températures passent par les moyennes de 39°7, 39°5, 39°8, 39°7, 39°8, 39°7, le pouls restant à 96. L'ulcération pharyngée commence à diminuer dans les premiers jours d'octobre et, le 3 octobre, apparaissent des taches rosées, au dix-neuvième jour de la maladie.

Le 5 octobre. — T.: matin, 39°3; soir, 39°8. T.: moyenne, 39°7. Pouls, 96. L'ulcération pharyngée a totalement disparu. Le malade est gai, se sent bien; mais il tousse légèrement et présente des deux côtés du thorax quelques sibilances.

A partir du 6 octobre, la température s'abaisse régulièrement en passant par : 39°5, 39°5, 39°3, 39°3, 39°2, 38°8, 38°8, 38°6, 38°2, 37°8. Le malade garde jusqu'à la convalescence une légère toux avec quelques sibilances. Après 181 bains, la convalescence commence fin octobre et la guérison est obtenue en novembre.

OBSERVATION LXVIII

B... (Paul), âgé de vingt-trois ans, servant à la 6ᵐᵉ batterie du 38ᵐᵉ d'artillerie. Entre le 18 septembre.

Depuis huit jours il souffre de coliques avec diarrhée, de céphalalgie et de soif intense.

Le 18 septembre. — T. du soir, 39°1. Pouls, 80. La langue est saburrale. Sur le pilier antérieur gauche du voile du palais est une ulcération ovoïde, longue de 1 centimètre, large de un demi centimètre, rose, plane, sans liseré rougeâtre ni surélévation des bords. Pas de douleur à la déglutition.

Le 21. — T.: matin, 38° ; soir, 38°7. T.: moyenne, 38°3. Pouls, 96. Le ventre est peu ballonné, avec quelques taches et une fosse iliaque droite sensible. La face est pâle, la bouche sèche. Sur le pharynx l'ulcération persiste, mais ne s'agrandit pas. Aucune douleur au pharynx.

Le 23. — T.: matin, 37°3. ; soir, 38°4. T.: moyenne, 37°9. Pouls, 88.

L'ulcération pharyngée est maintenant cerclée de rouge, mais elle continue à n'être pas douloureuse.

Le 26. — L'apyrexie survient et avec elle la disparition de l'ulcération pharyngée, le retour de l'appétit, la convalescence. Sortie le 1ᵉʳ novembre.

OBSERVATION LXIX

Cr... (Georges), vingt-deux ans, servant à la 3ᵐᵉ batterie du 38ᵐᵉ
d'artillerie, entre le 20 septembre. Depuis 5 à 6 jours, le malade
ressent de la courbature ; il a de la diarrhée, de l'inappétence, de l'insomnie ; ni céphalée, ni épitaxis.

Le 21. — T.: matin. 38°4 ; soir, 39°3. T.: moyenne, 39°2. Pouls, 100,
Le malade a la langue villeuse ; au pharynx sont deux ulcérations,
l'une sur le pilier gauche et l'autre sur le pilier droit, sans rougeur
tout autour, ni douleur de déglutition. Ventre ballonné, sans taches ;
3 selles liquides

Nous sommes en présence d'une typhoïde légère qui évolue en
quelques jours, avec 39°3, 39°3, 39°1, 38°8, 38°7, 38°4, 38°3, 37°9,
37°7, 37°5. Quelques taches apparaissent sur le ventre à la fin de la
maladie. La petite ulcération du pilier gauche persiste ou se reproduit
jusqu'à la convalescence, et nous la retrouvons très nette le 3 octobre.
Sortie le 30 octobre, après 53 bains.

OBSERVATION LXX

J... (Victor), âgé de vingt-deux ans, conducteur à la 11ᵐᵉ batterie
du 38ᵐᵉ d'artillerie, entre le 22 septembre. Début, il y a huit jours,
par diarrhée, inappétence, céphalalgie. Une épistaxis la nuit précé-
dente.

Le 23 septembre. — T. : matin, 39°5 ; soir, 40°5. T. : moyenne, 40°.
Pouls, 80. Le malade peut dormir. Il a moins de céphalalgie. La figure
est rouge, la langue villeuse, le ventre ballonné, sensible, avec quelques taches. Légère stupeur. Rien à la gorge et au thorax.

Le 27. — T. : matin, 39°3 ; soir, 39°8. T. : moyenne, 39°7. Pouls, 76.
Le malade se plaint de la gorge. Il présente une petite ulcération sur
l'amygdale gauche ; une autre plus grande, allongée, sur le pilier
antérieur du même côté, et deux autres petites, planes, grisâtres sur
la face interne de ce même pilier.

Le 28. — T. : matin, 39°3 ; soir, 39°9. T. ; moyenne, 39°5. Pouls, 68.
Les ulcérations du pilier se sont réunies et forment une large plaque

à fond grisâtre et à bords rosés. Le pharynx est rougeâtre, légèrement douloureux à la déglutition.

Le 30. — T. : matin, 38°4 ; soir, 39°4. T. : moyenne, 39°2. Pouls, 92. La rougeur du pharynx s'atténue, mais l'ulcération persiste ; elle est devenue irrégulière.

Le 1er octobre. — T. : matin, 38°2, soir, 38•4. T. : moyenne, 38°8. Pouls, 96.

Trois nouvelles ulcérations apparaissent, une sur l'amygdale gauche, deux très petites sur le pilier antérieur droit ; les anciennes ulcérations s'atténuent. La déglutition est maintenant très facile.

Toutes ces ulcérations diminuent bientôt peu à peu, et le 3 octobre on constate leur disparition. Du reste, l'apyrexie amène la convalescence. Cette dernière est troublée par des crises de convulsions cloniques et toniques, épileptoïdes, qui vont s'affaiblissant pour se réduire à de simples tressaillements dans la nuque, le matin, et disparaître complètement sous l'influence du régime lacté.

OBSERVATION LXXI

F... (Firmin), vingt-trois ans, servant à la 6me batterie du 38me d'artillerie, entre le 22 septembre.

Dothiénentérie sévère ayant débuté, il y a six jours, par anorexie, céphalée, diarrhée, vomissements.

La température est d'emblée très élevée et se tient à 40°7, 40°4, 40°5, 40°4, 40°3, 40°3, 39°8, 39°5, 39°2 (températures moyennes); elle décroît ensuite lentement pour arriver, le 14 octobre, à l'apyrexie après 113 bains. Le pouls est à 90 environ et atteint même, un jour, 112.

Les taches rosées apparaissent, au huitième jour, sur le ventre ballonné. Le malade tousse et présente de nombreux râles sibilants, qui persistent jusqu'à la convalescence et disparaissent alors.

Le 28. — T. : matin, 39°8 ; soir, 39°2. T. : moyenne, 39°8. Pouls, 112.

Une ulcération arrondie apparaît sur le pilier antérieur gauche. Le malade a pas mal de stupeur et urine peu (on donne des lavements de sérum).

Le 29. — Les râles menaçant de prendre de la gravité, on doit faire une application de ventouses.

Le 30. — T. : matin, 40°1 ; soir, 39°4. T. : moyenne, 39°5. Pouls. 108.

L'ulcération pharyngée a disparu, mais le muguet envahit le voile du palais. Le malade est aphone et tousse beaucoup.

L'amélioration commence le 1er octobre ; la température et le pouls baissent ; les râles diminuent ; l'ulcération disparaît, le ventre est moins ballonné, la figure moins rouge. Un litre et demi d'urine.

OBSERVATION LXXII

L. (Nestor), maréchal des logis à la 6me batterie du 38me d'artillerie, âgé de vingt-sept ans. Entre le 26 septembre.

Depuis six jours le malade ressent de la courbature générale, du torticolis, de la céphalalgie le soir, des frissons. Il a conservé l'appétit et le sommeil. Ni diarrhée, ni épistaxis.

Le 28. — T. : matin, 38°2 ; soir, 40°7. T. : moyenne, 40°2. Pouls 116.

Le ventre est ballonné, sans taches rosées ; sur chaque pilier antérieur du voile du palais on découvre une petite ulcération arrondie ; ces ulcérations ne gênent en rien la déglutition.

Le 29. — T.: matin, 39° ; soir, 40°9. T.: moyenne, 40°2. Pouls. 108. L'ulcération du pilier gauche est devenue ovoïle, allongée. Il n'y a pas de selle (eau de Sedlitz).

Le 30. — T.: matin, 40°1 ; soir, 40°5. T.: moyenne, 40°1. Pouls, 100. Ni céphalée, ni stupeur, trois selles, deux litres d'urine. Sur le ventre quelques taches apparaissent (au dixième jour). Le lendemain les ulcérations des piliers ont disparu ; ceux-ci restent rouges. Pas de douleurs.

Le 3 octobre. — T.: matin, 40° ; soir, 30°9. T.: moyenne 40°. Pouls, 105. Deux nouvelles ulcérations apparaissent, l'une sur la luette qui est très rouge, l'autre à la base du pilier antérieur gauche. Aucune douleur.

Le 4. — T.: matin, 39°5 ; soir, 40°2. T.: moyenne, 40°1. Pouls, 100. Le malade a, ce matin, un peu de stupeur. La langue est villeuse. Sur e pilier gauche, tout en haut, apparaît une nouvelle ulcération ovoïde, plane et blanchâtre. Les taches rosées sont nombreuses sur le ventre, qui est ballonné, mais peu sensible. La respiration est rude avec quelques sibilances ; deux selles, mictions suffisantes.

Le 5. — T.: matin, 39°3 ; soir, 39°9. T.: moyenne, 40°1. Pouls, 100.

Les symptômes pulmonaires se sont améliorés. Sur le pilier gauche, la dernière ulcération parue est devenue large comme une lentille et s'est légèrement excavée ; son fonds est grisâtre, à bords rouges. Les taches rosées sont très vives.

Le 8. — T. : matin, 39°1 ; soir, 39°6. T. moyenne, 39°5. Pouls, 92. Il n'y a plus rien aux poumons. L'ulcération pharyngée persiste sans s'agrandir. Les jours suivants des taches vives continuent à se mêler aux vieilles taches qui ont pâli. La maladie subit une série de recrudescences.

Le 12. — T. : matin, 39°2 ; soir, 39°. T. moyenne, 38°9. Pouls, 112. L'ulcération s'efface ; elle est rosée.

Le 15. — Cette ulcération a disparu tout à fait, la courbe thermique fait alors de grandes oscillations annonçant l'apyrexie. et le pouls reste à 100 jusqu'à la convalescence, qui commence le 25 octobre après 142 bains. Sortie le 13 novembre.

OBSERVATION LXXIII

A.... (Tristan), conducteur à la 6ᵐᵉ batterie du 38ᵐᵉ d'artillerie, âgé de vingt-trois ans, entre le 27 septembre 1900.

Dothiénenterie de moyenne intensité ayant débuté, il y a trois jours, par de la céphalalgie frontale, de l'inappétence et un peu de diarrhée.

28 septembre. — T. : matin, 39° 6 ; soir, 39° 8. T. : moyenne, 39° 4. Pouls, 68. La face est pâle, la langue étalée et villeuse ; le ventre ballonné, souple, sans taches. Rien à la gorge et au thorax. Selles et mictions copieuses.

1ᵉʳ octobre.— T. : matin, 39° 3 ; soir, 40° 2. T. : moyenne, 39° 8, Pouls, 76. Il n'y a pas encore de tache rosée. Sur l'amygdale gauche apparaît une petite ulcération large d'environ un demi centimètre, arrondie, sans relief sur ses bords. Le pharynx est normal. Aucune douleur.

2 octobre. — T. : matin, 39° 1 ; soir, 40°. T. : moyenne 39°7. Pouls, 72. Sur le ventre une tache rosée apparaît.

Les jours suivants, la petite ulcération de l'amygdale s'atténue de plus en plus ; le 5 octobre elle a tout à fait disparu. L'apyrexie arrive bientôt et la guérison suit de près.

OBSERVATION LXXIV

S... (Jean), vingt-trois ans, servant à la 9ᵐᵉ batterie du 19ᵐᵉ d'artillerie. Entré le 2 octobre.

Dothiénentérie moyenne ayant débuté lentement par de l'inappétence, de l'insomnie et présentant de la céphalalgie, des douleurs dans la nuque, des selles diarrhéiques.

3 octobre. — T. : matin, 39° 5 ; soir, 39° 8. T. : moyenne 39° 8. Pouls, 68. Le malade a de la stupeur ; ses narines sont sèches. La langue est saburrale à bords rouges. Sur les deux amygdales, volumineuses, sont trois ulcérations arrondies, blanchâtres. Ventre ballonné, sensible, sans taches rosées.

Le 5. — T. : matin, 39°8 ; soir, 40°3. T. : moyenne, 40°1. Pouls, 76. La langue est plus humide ; les ulcérations s'effacent et les amygdales diminuent de volume. Sur le ventre moins ballonné naissent 3 taches rosées. On est au septième jour de la maladie.

Le 7. — T. : matin, 40°1 ; soir, 40°5. T. : moyenne, 40°1. Pouls, 96. Il n'y a plus rien dans la gorge. Les complications pharyngées ne reparaissent plus au cours de la maladie, qui évolue d'une façon sévère, mais régulière. Les températures, en passant par 39°9, 39°7, 39°3, 39°3, 38°7, 38°6, 38°5, 38°2, 38°1, 38°9, 38°4, 37°5, 37°, arrivent le 21 octobre à l'apyrexie. Sortie le 15 novembre.

OBSERVATION LXXV

D .. (Jules), vingt-deux ans, servant à la 2ᵐᵉ batterie du 38ᵐᵉ d'artillerie. Entré le 6 octobre 1900. Typhoïde légère, évoluant d'une façon classique avec des températures de 39° à 40°, et un pouls à 72. La langue et la bouche sont un peu sèches parce que le malade prend ses bains très irrégulièrement ; aussi le pharynx est-il sec et les dents fuligineuses.

Les tâches rosées sont rares et tardives. Le 12 octobre, sur les piliers du voile du palais apparaissent plusieurs petites ulcérations arrondies ; il y en a une également à la base de la luette. Le malade boit sans douleur. Ces ulcérations persistent quatre ou cinq jours et disparaissent en même temps que commence la convalescence.

OBSERVATION LXXVI

M... (Ulysse), servant à la 2ᵐᵉ batterie du 38ᵐᵉ d'artillerie, âgé de vingt-deux ans. Entre le 7 octobre.

Dothiénentérie grave ayant présenté, depuis trois jours, de la céphalalgie, des vertiges, de la courbature, de l'insomnie. La langue est villeuse, le ventre ballonné, sensible à droite. Le pharynx est rouge pendant les premiers jours, et l'amygdale droite volumineuse. La température s'élève à 38°7, 38°8, 38°8, 39°2, 39°1, 39°9, 40°, 40°2, 40°2, puis elle redescend progressivement. Le pouls suit la température et arrive à 116. Ce jour là, le 16 octobre, le malade est plongé dans la stupeur. Il est indifférent et somnolent Sur le ventre ballonné les taches rosées sont très nettes. Dans le pharynx, une petite ulcération apparaît sur le pilier antérieur droit du voile du palais. Elle est grosse comme une lentille, ronde, avec des bords légèrement surélevés, entourés d'une zone rouge.

Cette ulcération, complètement indolore, ne tarde pas à disparaître et la maladie, à partir du 16 octobre, évolue vers la guérison. Températures moyennes : 39°7, 39°6, 39°3, 38°7, 38°6, 37°9, etc. Apyrexie franche à partir du 8 novembre. Sortie le 25 novembre.

OBSERVATION LXXVII

G... (Emile), vingt-deux ans, conducteur à la 3ᵐᵉ batterie du 38ᵐᵉ d'artillerie, entre le 10 octobre.

Il est au cinquième jour d'une typhoïde moyenne dont les températures s'élèvent trois ou quatre fois seulement à 40° et présentent de grandes chutes matinales. Les moyennes se maintiennent entre 39° et 39°5. Les taches rosées apparaissent au dixième jour.

Le 19 octobre. — T.: matin, 38°4; soir, 39°3. T. : moyenne, 39°1. Pouls, 90. A la base du pilier gauche, se montre une petite ulcération arrondie, un peu plus grosse que la tête d'une épingle. Pharynx normal. Aucune douleur. Cette ulcération disparaît très rapidement. Le malade éprouve alors de vives douleurs dans les orteils du pied droit, douleurs qui l'empêchent de marcher et ne révèlent aucune lésion.

Il sort guéri le 28 novembre, après 112 bains.

OBSERVATION LXXVIII

B... (Louis), vingt-trois ans, conducteur à la 2ᵐᵉ batterie du 38ᵐᵉ d'artillerie, entre le 15 octobre. Il a, depuis huit jours, céphalalgie, mal de gorge, frissons, diarrhée.

C'est une typhoïde banale, de moyenne intensité.

Le 16 octobre. — Le ventre est très ballonné, avec des taches rosées. Le pharynx est rouge, et une amygdale un peu grosse, sans ulcération.

Le 20. — T. : matin, 40°2 ; soir, 40°1. T. : moyenne, 40°3. Pouls, 112. Le malade éprouve, lorsqu'il boit, une légère douleur de déglutition. Sur l'extrémité libre de la luette est une ulcération arrondie, grisâtre, à bords rouges. Le pharynx est normal.

Cette ulcération à la luette persiste encore le 23 octobre ; mais, à ce moment, la température commence à baisser régulièrement ; elle se rapproche de l'apyrexie, et l'ulcération pharyngée a disparu depuis plusieurs jours, le 5 novembre, au moment de l'apyrexie. Le malade quitte l'hôpital le 27 novembre, ayant pris 77 bains.

OBSERVATION LXXIX

G... (Paul), âgé de vingt ans, secrétaire du major au 38ᵐᵉ d'artillerie, entre le 19 octobre.

Dothiénentérie légère, dont les températures ne s'élèvent jamais à 40°, et dont le pouls reste à 100. La langue est un peu saburrale, le ventre peu ballonné et peu sensible. Les taches rosées, fugaces, se montrent au septième jour. On arrive, après 53 bains, à l'apyrexie franche.

Le 27 octobre, le malade ayant 38°2 le matin et 38° le soir et tous les symptômes s'étant amendés, une petite ulcération apparaît sur le pilier antérieur gauche du voile du palais. Elle est complètement indolore. Deux jours après, elle avait disparu. Convalescence le 2 novembre. Sortie le 21 novembre 1900.

Ces quinze malades ont donc présenté, dans le cours de leur typhoïde, des ulcérations pharyngées. Nous retrouvons cette petite complication aux observations I, IV, VII (cas mortels), XX, XXXIV (suppurations), LII (orteils douloureux) et LXXXIII (rechute). Total : 22 malades sur 158, c'est-à-dire environ 14 pour 100, près de 1 sur 7.

Ces ulcérations se sont montrées, le plus souvent, sur les piliers antérieurs du voile du palais, unies ou bilatérales, sur les amygdales, la luette, plus rarement sur la paroi postérieure du pharynx et sur la face interne des joues.

Elles sont rondes ou ovoïdes, parfois irrégulières. Leur couleur est grise d'abord, puis rose lorsque la guérison approche. Les bords sont, en général, rouges, plus ou moins surélevés.

Superficielles, ces ulcérations ne présentent ni retentissement local ganglionnaire (adénite), ni retentissement général (fièvre, aggravation des symptômes). Elles intéressent, en effet, seulement la muqueuse et jamais la couche musculaire.

Ces ulcérations paraissent en général simultanément avec les taches rosées, ou bien elles les précèdent ; on les trouve donc en pleine pyrexie, souvent au moment d'une recrudescence et l'on peut, comme importance, les rapprocher des taches.

Elles résistent aux divers topiques et persistent souvent, malgré tous les gargarismes, jusqu'à la difervescence ; mais lorsque l'apyrexie arrive, elles disparaissent promptement.

Que sont ces ulcérations ? On peut les diviser en deux groupes que rattachent de nombreux cas intermédiaires. Certaines, isolées et peu nombreuses, survenues dans un pharynx normal, sans aucune gêne de déglutition, passant inaperçues si on ne les recherche pas, relèvent tout simplement du ramollissement local d'un point de tissu lymphoïde qui abonde au pharynx. Ce sont elles, que Louis décrivit et fit connaître. Elles n'ont pas de fâcheux pronostic.

D'autres ulcérations, nées dans un pharynx malade, pha-

·rynx rouge vernissé, à côté d'une langue sèche et dépouillée, doivent être rattachées à l'angine ulcéreuse, décrite par Duguet et Dérignac, en 1883.

Ces ulcérations sont facilement sanieuses, elles s'étendent, elles causent de la douleur de déglutition, enfin elles s'accompagnent souvent de muguet. Dans deux de nos observations nous avons vu survenir ce muguet, avec l'odeur aigrelette de l'haleine; il siège surtout au voile du palais, aux piliers, aux amygdales, rarement à la langue, aux lèvres, aux genci‑ves. Il récidive facilement et persiste longtemps.

On voit que, pendant cette épidémie, les ulcérations pha·ryngées ont surtout fait partie du premier groupe; elles ont été fugaces et bénignes.

CHAPITRE X

DÉBUTS RETARDÉS

OBSERVATION LXXX

B... (Léonce), chef artificier à la 5me batterie du 38me d'artillerie, vingt-trois ans. Entre le 1er octobre.

Depuis trois jours cet homme a de la diarrhée, de la céphalalgie. Il a perdu l'appétit et dort mal. Sa langue est villeuse, tremblotante ; le ventre ballonné sans taches. Les températures se maintiennent entre 38° et 39° et s'abaissent en deux jours, avec 9 bains moyenne de 39°, 38°7, 38°6, 37°8, 37°7, 37°7, 37°8. Pouls à 60.

Voilà donc une période de sept jours où les températures décroissent au lieu de décrire les oscillations ascendantes classiques. Mais le 8 octobre, la moyenne thermique est de 38°6. Le 9, elle est à 39°7. Brusquement la courbe s'est relevée, pendant que tous les signes typhiques s'accusent et que le pouls arrive à 96. La dothiénentérie, d'intensité moyenne, évolue classiquement ensuite, avec 77 bains et arrive, le 23 octobre, à l'apyrexie. Sortie le 15 novembre 1900.

OBSERVATION LXXXI

S... (Virgile), conducteur à la 6me batterie du 38me, vingt-trois ans. Entre le 15 octobre 1900.

Le malade a souffert d'une céphalalgie, maintenant calmée. Depuis huit jours il a de la diarrhée.

Sa langue est étalée, saburrale, son ventre ballonné, sans taches rosées.

Pendant trois jours, fièvre légère ne dépassant pas 38° et, brusquement, le 19 octobre, l'apyrexie revient, avec l'appétit.

Le 31 octobre, après dix jours de convalescence, où l'on a pris toutes les précautions pour alimenter progressivement le malade, par crainte, bien justifiée plus tard, du retour de la fièvre ; le thermomètre marque tout à coup 39° 6 le soir et la température se maintient élevée avec des moyennes de 38° 6 ; pouls à 76.

Le lendemain, 1er novembre, naissent les taches rosées.

C'est une dothiénentérie légère, qui dure vingt-trois jours avec une petite recrudescence au seizième jour. Le malade, après quarante-cinq bains, arrive à l'apyrexie définitive, le 23 novembre, et sort le 11 décembre.

OBSERVATION LXXXII

G... (Jules), trompette à la 5me batterie du 38me d'artillerie, vingt-trois ans. Entré le 19 octobre.

Début, il y a huit jours, par céphalalgie, douleurs dans la nuque, diarrhée, épistaxis. La langue est étalée, le ventre ballonné, sans éruption. Le pouls reste à 72. La température arrive le soir à 38° 6.

Pendant trois jours, cette température atteint 38° ; le 22 octobre, elle tombe au-dessous de 37° et le malade paraît entrer en convalescence.

Le 31. — Ce malade se plaint de nouveau de céphalée. Il a les pommettes rouges ; pas de diarrhée. Ce jour-là le thermomètre marque 39°6

Le lendemain, la dothiénentérie a repris toute sa force, après trois jours de températures à 39°6, 39°3, 39°1, la courbe décrit une lysis régulière et arrive, le 11 novembre, à l'apyrexie. Le malade a présenté quelques taches rosées. Il a pris 45 bains.

Dans chacune de ces trois observations, au lieu des oscillations ascendantes de la courbe thermique que nous sommes habitués à voir dans la première période de la dothiénentérie, nous remarquons une courte descente en lysis ou une chute brusque amenant l'apyrexie ou s'en rapprochant beaucoup.

Le malade fait, à la caserne, sa période d'incubation bien nette, avec courbature, céphalalgie, diarrhée. Il arrive à l'hôpital en état fébrile, mais, au lieu d'évoluer, la maladie paraît régresser ou cesser un instant, pour recommencer quelques jours après, et suivre alors son cours normal ; c'est pourquoi nous avons classé ces trois cas en débuts retardés.

Cette désignation n'est, cependant, pas exacte, car la fièvre typhoïde n'a pas cessé d'évoluer pendant cette période de début où le malade semble guéri, et, lorsqu'elle se révèle à nouveau, ce n'est pas un nouveau début que nous constatons, c'est une période d'état bien confirmée. La température s'élève, dès le premier jour, vers 40°, les symptômes ont d'emblée leur maximum et ne font, les jours suivants, que s'atténuer ; enfin, les taches rosées apparaissent le jour même ou le lendemain.

Cette période apyrétique du début est donc une période trompeuse, pendant laquelle le typhique paraît guéri alors qu'il commence sa maladie ; ce que l'on prend pour la convalescence est une invasion transformée ou latente ; cette erreur possible doit faire naître des doutes en face de cas semblables aux trois observations précédentes, et engager à la prudence en vue de l'alimentation.

CHAPITRE XI

RECHUTES

OBSERVATION LXXXIII

C... (Albert), conducteur à la 2ᵐᵉ batterie du 38ᵐᵉ d'artillerie, vingt deux ans, entre le 7 octobre 1900.

Début brusque, la veille, à dix heures du matin, par céphalée frontale et temporale. Pas d'autre symptôme. La température est d'emblée à 40°, mais le pouls ne dépasse pas 86 ; le malade fait une typhoïde grave pour laquelle il prend 85 bains et qui dure dix-neuf jours. Les taches arrivent dans les premiers jours.

Le 16 octobre, au onzième jour, apparaît sur le pilier antérieur gauche une petite ulcération sans pharyngite et sans douleur de déglutition. Cette ulcération disparaît bien vite, car l'apyrexie survient et le malade ressent l'appétit du convalescent.

Cette apyrexie dure cinq jours. Le 29 octobre, au matin, le thermomètre marque 40° ; mais cette température ne se maintient pas et redescend peu à peu, oscillant entre 38° et 39°. De nouvelles taches annoncent la rechute. Le malade tousse et présente quelques sibilances disséminées. La langue se sèche, la diarrhée augmente et une nouvelle typhoïde évolue, qui dure jusqu'au 11 novembre, portant le chiffre des bains de 85 à 122.

Aucune complication ne marque cette rechute, car le râle et la toux disparaissent dès le début. Le malade entre définitivement en convalescence, le 11 novembre, et sort de l'hôpital le 6 décembre.

Cette observation et l'observation XI (Hémorragies intestinales) ont seules présenté une vraie rechute. A côté de ces cas nous en avons observé de nombreux où la fièvre, après s'être atténuée quelques jours, s'est relevée en un jour, brusquement ; c'est même, en général, ce qui arrive après chaque série de 90 bains ; la fièvre s'élève, les symptômes s'aggravent, des taches rosées plus vives naissent à côté des anciennes, en un mot, une poussée nouvelle se fait, une recrudescence. Ce ne sont pas là des rechutes, et nous n'en avons véritablement observé que deux cas, ce qui donne une faible moyenne de 1,2 pour 100. Ces deux rechutes se sont, du reste, montrées banales, sans complications intéressantes, et nous les avons signalées seulement pour être complet.

RESUMÉ

Une épidémie de dothiénentérie a sévi à Nimes, de septembre à décembre 1900. Elle a particulièrement frappé le 38ᵉ d'artillerie et, pour une faible proportion, le 19ᵉ d'artillerie et le 40ᵉ de ligne. Elle a compris 158 cas.

Elle a surtout atteint des hommes fatigués et transportés dans un certain milieu, en vue de l'expédition de Chine.

Il y a eu 7 cas mortels, soit 4,49 pour 100.

Quatre malades ont eu des hémorragies intestinales, 2,54 pour 100.

Une seule complication péritonéale, non mortelle, 0,6 p. 100.

2 orchites typhoïdiques.	1,3	pour 100
2 phlébites typhoïdiques.	1,3 — —
2 érysipèles paratyphoïdiques.	1,3 — —
41 cas de suppurations	26 — —
25 cas avec orteils douloureux.	16 — —
22 cas d'ulcérations pharyngées	14 — —
3 débuts retardés	1,9 — —
2 rechutes.	1,3 — —

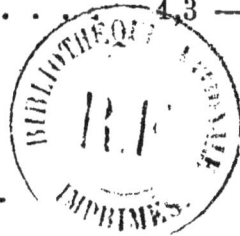

www.ingramcontent.com/pod-product-compliance
Lightning Source LLC
Chambersburg PA
CBHW050556210326
41521CB00008B/992